Patrick Geryl

Topfit mit SonnenKost
Richtige Ernährung für Sportler

Traumhafte Energie- und Konditionssteigerung sowie
Steigerung der geistigen Leistungsfähigkeit.

Patrick Geryl

Topfit mit SonnenKost

Richtige Ernährung für Sportler

Traumhafte Energie- und Konditionssteigerung sowie
Steigerung der geistigen Leistungsfähigkeit.

Waldthausen

Titel der in den USA erschienenen Originalausgabe:
»Peak Performance Foods«

1. Auflage 1995

Satz, Gestaltung und Druck:
Buchdruckwerkstätten Hannover GmbH

Dieses Buch wurde auf chlorfrei gebleichtem Papier gedruckt.

ISBN 3-926453-86-9

Printed in Germany

Inhaltsverzeichnis

Vorwort

Es gibt unzählige Bücher, die »Schlankheitsdiäten« anbieten. Nur selten werden die wirklichen Ursachen des Übergewichts erwähnt. Allgemein wird angenommen, daß die eigentliche Ursache Kalorienüberschuß ist.

Das ist aber nur die halbe Wahrheit. Andere Ursachen, zum Beispiel falsche Lebensmittelkombination und der Verzehr schwer verdaulicher Nahrung, spielen eine viel größere Rolle.

Welche Folgen hat dieses Mißverständnis? Die meisten Diätbücher beruhen auf falschen Ernährungsgrundsätzen. Einige sind sogar äußerst gefährlich! Erinnern Sie sich an die »Atkins-Diät«? *Dr. Atkins* empfiehlt unter anderem Toast mit hartgekochten Eiern und einer Tasse Kaffee! Das ist nicht nur eine ganz und gar unverdauliche Zusammenstellung, sondern sie gefährdet überdies die Gesundheit. Unzählige Menschen haben davon Leberbeschwerden bekommen.

Die Folgen falscher Ernährungsgrundsätze sind offensichtlich: Mehr als die Hälfte der Erwachsenen in Mitteleuropa ist und bleibt übergewichtig. Vor allem Frauen sind anfällig, und manchmal befolgen sie die verrückten Diäten und gehen dabei so weit, daß sie fast verhungern.

Diätapostel gibt es zwar viele, doch auch sie können nur wenig an dieser Situation ändern. Sie kümmern sich nicht um die fundamentalen Regeln der Lebensmittelkombination. Wenn Sie diese Regeln genau beachten, können Sie Ihre Gewichtsprobleme in kurzer Zeit lösen.

Warum ist Übergewicht gefährlich? Risiken und Auswirkungen des Übergewichts sind wissenschaftlich gut belegt. Eine kürzere Lebenserwartung, Bluthochdruck, Diabetes, Arterienverhärtung, höheres Operationsrisiko und viele chronische Krankheiten sind bekannte Folgen.

Warum leiden so viele Menschen an Übergewicht? Die Antwort ist kompliziert. Zunächst ist es eine Tatsache, daß die moderne Ernährung alles andere als gut ist. Wissenschaftler haben herausgefunden, daß Übergewichtige nicht unbedingt mehr essen als schlanke Menschen. Das ist eine verblüffende und sehr wichtige Erkenntnis, die unsere bisherigen Ansichten über die Fettleibigkeit auf den Kopf stellt.

Neuere Studien zeigen, daß manche Menschen, die von Übergewicht geplagt werden, durchaus nicht »zuviel« essen. Und wenn sie einmal dick sind, essen sie oft sogar weniger als die meisten Normalgewichtigen!

Wie läßt sich das mit den beliebten »Kalorientabellen« vereinbaren? Überhaupt nicht! Das haben verschiedene Wissenschaftler herausgefunden, und sie waren selbst so erstaunt darüber, daß sie weiterforschten. Selbstverständlich fanden sie auch Menschen, die dick waren, weil sie zuviel aßen – aber sie waren nur eine kleine Minderheit! Bei der großen Mehrzahl der Untersuchten stellte sich heraus, daß sie aus zunächst unbekannten Gründen übergewichtig waren. Dieses Ergebnis forderte eine Erklärung. Nach zahlreichen Experimenten kamen die Forscher der wirklichen Ursache des Übergewichts näher: Der Energieverbrauch bei körperlicher Ruhe – der Ruheumsatz – ist von Mensch zu Mensch verschieden. Die größten Unterschiede fand man zwischen dünnen und dicken Menschen mit dem gleichen Gewicht.

Da also bei vielen übergewichtigen Menschen nicht zuviel aufgenommene Kalorien die Ursache des Übergewichts sind, also nicht die Qualität der Nahrung, liegt es nahe, daß mangelnde Qualität der Nahrung zu Ablagerung statt zur Energiegewinnung also zu Übergewicht bei mangelhafter körperlicher Leistungsfähigkeit führt. Hier bedarf es seitens der Wissenschaft noch weiterer Forschungen. Für die natürliche Gesundheitslehre hingegen ist der Sachverhalt klar. Völlig falsch kombinierte, überwiegend erhitzte, industriell bearbeitete Nahrung hat eine sehr geringe Qualität, sprich einen sehr geringen Wert für einen gesunden Körper. SonnenKost hingegen ist von hoher Qualität, von hohem Wert, um ein Höchstmaß an Gesundheit zu erreichen.

Einführung

Vor sechzehn Jahren begann ich mich eingehend mit SonnenKost zu befassen und stellte fest: Früchte, Salate und Gemüse enthalten mehr Vitamine und Mineralien als alle anderen Nahrungsmittel. Seitdem bin ich ein überzeugter »Frugivore«, das heißt, ich esse hauptsächlich Früchte, Salate und Gemüse und Getreide = SonnenKost.

In diesem Buch beschreibe ich nicht nur die gesündeste Ernährungsweise die es gibt, sondern ich zeige Ihnen auch, wie Sie ein höchstmögliches körperliches und geistiges Leistungsvermögen erreichen.

Dave Scott wurde z. B. durch hartes Training und eine konsequente früchtereiche Kost Weltrekordhalter im Triathlon, der härtesten Sportart von heute!

Auch Sie können als »SonnenKöstler« Ihre Energie, Ihre körperlichen, geistigen und sexuellen Kräfte in einem Ausmaß verbessern, von dem Sie bisher nur geträumt haben!

Kapitel 1
Wollen Sie erfolgreich sein?

Kein Zweifel – jeder möchte erfolgreich sein, einerlei, welche Sportart ausgeübt wird: Marathon, Triathlon, Radfahren, Schwimmen, Fußball usw. Ein guter Tennisspieler wartet nur auf eine günstige Gelegenheit. Ein Handballspieler will von der Regionalliga in die Bundesliga wechseln. Vielleicht möchten Sie Mister oder Miss Universum werden? Auf jeden Fall möchten Sie zeigen, wie gut Sie sind. Sie möchten der stärkste, schnellste, beste Sportler in Ihrer Disziplin sein. Sie wollen der Mann oder die Frau mit der besten Kondition sein. Sie wollen andere überzeugen und Ihre geistigen Kräfte voll entfalten. Nun, das alles ist möglich!

Dieses Buch wird Sie diesem Ziel einen Riesenschritt näherbringen. Selbst wenn Sie bereits einige Bücher über die Ernährung von Sportlern gelesen haben, kann Ihnen dieses Buch nützen; denn es erklärt Ihnen die physiologischen Gesetze einer perfekten Sportlerkost. Das finden Sie sonst nirgendwo.

Was halten Sie von natürlichen Lebensmitteln?

Wahrscheinlich haben Sie Ihre Aussichten, mit natürlichen Lebensmitteln – d. h. mit Obst, Salaten und Gemüse sowie einigen Nüssen – in Höchstform zu kommen, bisher unterschätzt. Sie können aber keine Höchstleistungen bringen, wenn Sie nur die komplexen Kohlenhydrate essen, die im Vollkorngetreide, im braunen Reis usw. enthalten sind. Komplexe Kohlenhydrate enthalten zu wenig Vitamine, Mineralien und Spurenelemente und deshalb können Sie Ihr volles Leistungspotential nicht ausschöpfen. Wenn Sie aber Ihre Mahlzeiten nach den Prinzipien der richtigen Lebensmittelkombination zusammenstellen, die in diesem Buch beschrieben wird, dann verbessern Sie Ihre Gesundheit und Ihre Leistungsfähigkeit. Diese natürliche Ernährung hat nicht die negativen Folgen anderer Diäten wie zum Beispiel Anämie, Muskelkrämpfe, Herzversagen und andere Probleme. SonnenKost gehört zur Zukunft der Sportmedizin und macht Sie »superfit«!

Wie ist das möglich?

Zunächst werde ich Ihnen erklären, wie Sie natürliche Lebensmittel erkennen können. Dann möchte ich Ihnen zeigen, wie Sie Ihr neues Wissen anwenden können, um Ihre Energie, Ihre Kondition, Ihre geistigen Kräfte und Ihre schöpferischen Fähigkeiten in einem Umfang zu steigern, wie Sie es bisher nicht für möglich gehalten haben. Außerdem möchte ich Ihnen zeigen, wie Sie Ihre Leistungsfähigkeit erhöhen und Ihr volles persönliches Potential erreichen können. Ich werde Ihnen erklären, warum Früchte, Salate und Gemüse allen anderen Nahrungsmitteln überlegen sind und wie Sie sowohl Ihr Leben als auch Ihre sportliche Laufbahn verlängern können.

Gilt das für alle Menschen?

Ja!

Es gilt für Männer, Frauen, Profisportler und Amateure. Frauen können ihre Menstruationsprobleme loswerden; Männer ihre Potenz stärken. Die in Obst, Salaten und Gemüse reichlich enthaltenen natürlichen Enzyme und pflanzlichen Hormone machen Prostatabeschwerden ein Ende.

Ihre Superkondition und Ihr besseres Leistungsvermögen sind die Folge natürlicher Substanzen: Vitamine, Mineralien und Spurenelemente in Ihrem Essen. Durch diese natürlichen Vitalstoffe vergehen Schmerzen und Streß und Sie ernten Freude und Entspannung.

Werden Sie immer über eine maximale Energie verfügen?

Ganz bestimmt!

Die Qualität Ihres Lebens verbessert sich immer weiter – selbst wenn Sie bisher schon gute Programme befolgt haben. Darüber hinaus werden Sie am Arbeitsplatz und im Alltag bessere Leistungen erbringen können. Mein Programm, das jeder nach seinen eigenen Bedürfnissen abändern kann, regt Ihre intellektuellen Fähigkeiten ebenso an wie Ihre Körperkraft. Sie werden spüren, was eine wirklich hervorragende Gesundheit ist. Sie werden ständig in Bestform sein und immer über eine maximale Energie, geistige Widerstandskraft und körperliche Ausdauer verfügen.

Ist es schwer, dieses Programm einzuhalten?

Keineswegs.

Es ist viel leichter, als Sie glauben. Obst, Salate und Gemüse sind im Supermarkt leicht zu beschaffen – oder, besser noch, im Naturkostladen bzw. im Reformhaus. Bevor ich die Grundlagen meines Programms erläutere, wollen wir uns einmal mit den Märchen befassen, die im Bereich des Sports immer wieder verbreitet werden.

Sportlermärchen

Zum Beispiel die Werbung für Vollkornflocken und Vollkornbrot, an der sich der amerikanische Arzt *Haas* mit seinem Buch »Eat to Win« (Iß und gewinne) beteiligt. Viele Sportler haben sich durch die in diesem Buch aufgestellten Behauptungen verleiten lassen, Getreideprodukte im Übermaß zu verzehren. Die Befürworter dieser Vollkornernährung neigen dazu, folgende Tatsachen zu übersehen:

- Nur 5–10 % der Bevölkerung sind überhaupt in der Lage, **Vollkornbrot** zu verdauen. Die anderen 90–95 % leiden an Verdauungsstörungen von Blähungen bis zum Durchfall, vor allem wenn sie ihre Mahlzeiten auch noch falsch zusammenstellen.

- Vollkornbrot enthält im Gegensatz zur vorherrschenden Meinung viel **weniger Vitamine** als Früchte, und dies führt zu Leistungseinbrüchen, wenn Brot eine wichtige Rolle in der Ernährung spielt (siehe Kapitel 4).
- Verglichen mit Obst, Salaten und Gemüse bieten Vollkornprodukte keine Vorteile, was **Mineralien** betrifft. Erstere sind ihnen von Natur aus überlegen und enthalten 100–1000 % mehr Mineralien. Wenn Sie Vollkornprodukte essen, ohne sie durch reichlich Obst, Salate und Gemüse zu ergänzen, müssen Sie mit Anämie und Kalziummangel rechnen.
- Früchte enthalten durchschnittlich zehnmal soviel **Kalium** wie Vollkornweizen oder brauner Reis. Da Kalium notwendig ist, um Glykogen zu speichern, ist es von entscheidender Bedeutung, wenn Sie eine Superkondition aufbauen und in Ihrem Körper Glykogenreserven aufbauen möchten. Kalium schiebt außerdem die Ermüdung hinaus und schützt beim Wettkampf vor Überhitzung. Glauben Sie keine Minute daran, daß Sie Ihre Höchstleistung erreichen und bewahren können, wenn Sie kaliumarme Vollkornprodukte essen.
- Es ist sehr wohl möglich, daß *Martina Navratilova* und andere Sportler, die sich nach der *Haas*-Diät richten, eines Tages an Herzschwäche leiden werden, weil ihre Kost viel zu wenig Mineralien – vor allem Kalium – enthält. Wenn diese Sportler nicht bald damit beginnen, mehr Früchte, Salate und Gemüse sowie einige Nüsse oder Samen in ihre Ernährung aufzunehmen, müssen sie mit Zusammenbrüchen rechnen.

Gibt es noch weitere Märchen?

Allerdings.

Da haben wir das **Eiweißmärchen**, das immer wieder erzählt wird, obwohl es längst widerlegt ist. Die Wahrheit unterscheidet sich erheblich vom Mythos. Wir benötigen Magensäure, um Eiweiß zu verdauen, während für die Verdauung von Kohlenhydraten nur ein leicht alkalisches oder neutrales Milieu erforderlich ist. Wenn Sie Eiweiß und Kohlenhydrate zusammen essen

(z. B. Brot mit Käse oder Fleisch mit Kartoffeln), wird keines von beiden richtig verdaut. Das Eiweiß fault, und die Kohlenhydrate werden hauptsächlich in Fett statt in Glykogen umgewandelt. Auf diese Weise können Sie nicht viel Energie gewinnen. Die Lösung: Essen Sie niemals Eiweiß während eines Wettkampfs oder davor, wenn Sie Höchstleistungen vollbringen wollen.

- Nicht Eiweiß baut Muskeln auf, sondern **TRAINING**! Eiweißüberschüsse können sogar das Muskelgewebe abbauen, für das Sie so hart gearbeitet haben!
- Bei der **Eiweißverdauung** entstehen giftige Nebenprodukte – z. B. Säuren und Harnstoff –, die Ihre Leistung verringern. Bei diesem Prozeß gehen viele Mineralien, zum Beispiel Eisen, Kalium und Magnesium, verloren. Eisen verhindert Anämie und fördert die Sauerstoffversorgung der Zellen. Magnesium verzögert die Bildung von Milchsäure, unterstützt die Bildung von ATP (**A**denosin**tri**p**h**osphat = der häufigste Energiespender im Zellstoffwechsel) und verbessert die Konzentration. Kalium reguliert den Herzschlag und den Herzmuskel, stärkt die Muskulatur, indem es das Zellpotential erhöht, verhindert Hitzschläge bei extremer Wärme und fördert die Sauerstoffaufnahme der Zellen und damit auch das Stehvermögen. Wenn Sie zuviel Eiweiß essen – und das tun Sie wahrscheinlich –, bleibt Ihre sportliche Leistungsfähigkeit begrenzt, weil Ihnen wichtige Mineralien fehlen, weil Sie Kohlenhydrate nur unvollständig verdauen und weil der Kreislauf und die Wasserausscheidung zu wünschen übrig lassen.

Was ist von »Sportgetränken« zu halten?

Dieses Märchen hat inzwischen das Salzmärchen verdrängt. Sportgetränke sind das letzte, was Sie brauchen. Sie sind sogar gefährlich und können bei warmem Wetter Ihrer Kondition schaden, wenn Sie zuviel davon trinken. Außerdem steigt die Konzentration inaktiver Elekrolyte im Körper, und dadurch gerät der Kaliumstoffwechsel aus dem Gleichgewicht. Die Folge sind innere Austrocknung und Überhitzung, und schon sind Sie reif für einen Sonnenstich oder einen Kollaps. Was Sie wirklich brauchen, ist reines Wasser oder verdünnter Fruchtsaft.

Einige weitere Bemerkungen zu diesem Thema:

- Die Mineralien in sogenannten »Sportgetränken« sind anorganisch und das bedeutet, daß sie nicht biologisch aktiv sein können. Nur die rasche Ausscheidung dieser Substanzen mit Hilfe aktiver Mineralien im Blut (sie stammen aus dem Obst und Gemüse, das Sie gegessen haben) kann einen Verlust an Muskelkraft wenigstens teilweise verhindern. Leb wohl, Höchstleistung!
- Fallen Sie nicht auf verbreitete Irrlehren herein. Sportgetränke und Mineralmischungen können **Muskelkrämpfe** nicht verhindern. Im Gegenteil – Krämpfe sind auf Vitamin- und Mineralmangel zurückzuführen, und Sie müssen reichlich frische Früchte, Salate und Gemüse essen, um Mangelzuständen vorzubeugen und Ihre Vorräte aufzufüllen.
- Als aktiver Mensch benötigen Sie bei warmem Wetter **Wasser** während eines Tennis- oder Fußballspiels oder während eines Rennens; reines, klares Wasser ohne Kohlensäure oder Zucker, denn zwei Prozent Austrocknung verringern Ihre Leistung um zehn bis fünfzehn Prozent. Statt im Skilanglauf sechs Kilometer in der Stunde zurückzulegen, brauchen Sie dafür eine Stunde und sieben Minuten!

Welche Lebensmittel versorgen die Muskeln mit dem richtigen Brennstoff?

Kohlenhydrate! Es gibt keine andere Antwort. Einfache und komplexe Stärke- und Zuckerarten. Anders gesagt: Obst, Salate, Gemüse und Getreide sind die besten Lebensmittel, wenn Sie Höchstleistungen vollbringen wollen. Sie sind die einzigen Superbrennstoffe, die für einen optimalen Blutzuckerspiegel sorgen, die Glykogenvorräte auffüllen, sauber und ohne giftige Abbauprodukte verbrennen und außerdem noch reichlich Vitamine und Mineralien enthalten. Wenn Sie ein Profi sind, der alles tun würde, um den Weltrekord zu brechen, sind Obst, Salate und Gemüse

Gold wert, da sie mehr Vitamine und Mineralien enthalten als alle anderen Nahrungsmittel. Und wenn Sie ein Freizeitsportler sind, der sich in seinem Lieblingssport bewähren möchte, sind Früchte, Salate und Gemüse ebenfalls wertvoll; denn wenn all ihre gespeicherte Kraft erst einmal freigesetzt ist, werden Sie ein besserer Sportler sein als je zuvor. Obst, Salate und Gemüse füllen die Muskeln bis zum Rand mit elektromagnetischer Kraft in Form von Mineralien, so daß Sie mehr Glykogen denn je speichern können – und Glykogen ist das wichtigste Kohlenhydrat. Und wie von Ihrem Obstvorrat können Sie auch von Ihrem Glykogenvorrat jederzeit zehren.

Was geschieht, wenn Ihnen Glykogen ausgeht?

Dann sind Sie am »toten Punkt« angelangt. Jeder Triathlet kann Ihnen davon erzählen; denn er wird mit diesem Phänomen bei seinem Sport konfrontiert: Die Muskeln scheinen zu brennen, er fühlt sich todmüde und hat Krämpfe, und schließlich ist er derart erschöpft, daß er zusammenbricht. Nehmen wir *Julie Moss* als Beispiel. Sie führte beim Hawaii-Triathlon 1981 vom Start weg und brach vor Erschöpfung zusammen, als sie nur noch hundert Meter vom Ziel entfernt war. Minutenlang kroch sie vorwärts und holte das Letzte aus ihren völlig ausgebrannten und gelähmten Muskeln heraus – nur um von *Kathleen McCarthy* knapp geschlagen zu werden, die die Strecke in elf Stunden, neun Minuten und vierzig Sekunden bewältigte ...

Schlußfolgerungen

Wenn Ihnen während eines Marathonlaufs oder eines Triathlons das Glykogen ausgeht, haben Sie keine Chance mehr. Nur wenn Sie sofort Fruchtsaft trinken, sind Sie vielleicht noch zu retten. Wenn Sie das nicht tun, können Sie ebensogut Ihre Laufschuhe ausziehen und »an den Nagel hängen«.

Jetzt wissen Sie also, warum Obst, Salate und Gemüse so viel wichtiger für Ihre Muskeln sind als Fett, Eiweiß oder Fabrikzucker. Als Spitzensportler verbrennen Sie Ihre Vorräte an Mineralien und Kohlenhydraten rascher, als Sie Ihre Fett- oder Eiweißreserven verbrauchen könnten. Anders gesagt, Sie verlieren die Kontrolle über die elektromagnetischen Impulse, die Sie benötigen, um Ihre Muskeln anzutreiben, und Ihnen geht der Brennstoff aus, um neuen »elektrischen Strom« zu erzeugen. Dann verstehen Sie, was New York erlebte, als einst alle Lichter ausgingen: den totalen Blackout.

Was hat das alles mit der Ernährung zu tun?

Die typische Kost, von der sich die meisten Menschen derzeit ernähren – sie enthält sehr wenig Vitamine, Mineralien und Spurenelemente, aber viel Salz, Zucker, Fett und Eiweiß –, begrenzt die Glykogenmenge, die der Körper speichern kann. Einfacher ausgedrückt: Ihre Nahrung liefert Ihnen gerade soviel Vitamine und Mineralien, daß Sie sechzig Minuten lang zu körperlichen Höchstleistungen fähig sind. Kohlenhydratreiche Kost dehnt diese Grenze bis auf zwei Stunden aus, da sie die Speicherung von Vitamin B und Glykogen in den Muskeln fördert. Meine Kost geht über die anderen Sportdiäten noch hinaus, auch über das *Haas*-Programm. Es ist ein Höchstleistungsprogramm, das die Bedürfnisse der Allerbesten erfüllt, einerlei, ob Sie Astronaut, Entdecker, Bergsteiger oder Olympiateilnehmer sind. Jetzt wissen und verstehen Sie, daß die von mir empfohlene Lebensweise die Grenzen Ihrer Energie, Ihres Stehvermögens und Ihrer Höchstleistung so weit wie irgend möglich hinausschiebt, so daß Rekorde purzeln können und müssen, einer nach dem anderen – dank der elektromagnetischen Kraft von Früchten, Salaten und Gemüse. Und jetzt, wo ich einige der Geheimnisse meines Programms enthüllt habe, sind Sie vielleicht bereit zu begreifen, daß die richtige Ernährung Ihnen nicht nur eine maximale Kondition schenkt, sondern Sie auch vor schweren chronischen Krankheiten schützen kann.

Kapitel 2

Training kann Herzinfarkte nicht verhindern!

Vielleicht nähren auch Sie die Illusion, Sie seien vor Herzanfällen geschützt, weil Sie intensiv Sport treiben. Training erhöht die Zahl der Blutgefäße, senkt die Pulsfrequenz, den Blutdruck und den Blutfettgehalt, macht das Herz größer und stärker und erhöht die Blutmenge um fast ein Viertel. Eine eindrucksvolle Aufzählung – und vielleicht ist sie der Grund, warum Sie beschlossen haben, Sport zu treiben. Wenn Sie aber glauben, Sie seien jetzt vor einem Herzinfarkt sicher, muß ich Sie enttäuschen. In den Vereinigten Staaten haben Wissenschaftler sich gründlich mit gut trainierten Marathonläufern befaßt, die an Herzanfällen starben. Auch diese Liste (zusammengestellt nach der Zeitschrift »Runner's World«) ist eindrucksvoll:

- Der Neuseeländer *Dennis Stephenson* war Rekordhalter mehrerer Hundertmeilenrennen und vierundzwanzigstündiger Ausdauertests. Er starb am Ziel seines letzten Marathonlaufs.
- Der Kalifornier *Jim Shettler* war ein erfahrener Marathonläufer. Er war 183 Zentimeter groß und wog 125 Pfund. Sein Blutdruck und sein Puls waren niedrig. Trotz seines idealen Gewichts und Blutdrucks starb er nach einem dreistündigen Training. Er war erst 42 Jahre alt.
- *Dr. David Doroff* hatte eben einen 20-Meilen-Trainingslauf beendet, mit dem er sich auf den New-York-Marathon vorbereiten wollte. Am folgenden Tag ließ er sein Herz untersuchen, während er auf einem Laufband lief. Sein EKG sah normal aus – aber er starb in der Praxis des Kardiologen.

Das sind nur ein paar Beispiele aus einer langen Liste von Sportlern, die an Herzinfarkten starben. Viele andere haben ebenfalls Herzattacken erlitten, sie aber bis heute überlebt.

Wie ist das möglich?

Sie starben an ihrer fett-, eiweiß- und zuckerreichen Kost. Und aus dem gleichen Grund werden noch viele andere während ihres Trainings oder Rennens sterben. Die einzige Möglichkeit, dies zu verhindern, ist eine drastische Ernährungsumstellung:

- Wenn Sie Sport treiben, braucht Ihr Herz **mehr Sauerstoff.** Wenn Sie aber Fett, Eiweiß und Zucker essen, werden die Blutgefäße, die das Herz mit Blutsauerstoff beliefern, dicker und enger. Und wenn diese Blutgefäße zu 90 % verstopft sind, kann jede starke Anstrengung zu einem Sauerstoffmangel führen. Dadurch wird das Herz geschwächt und läßt Sie im Stich ...
- Viele Sportler glauben, sie könnten den **Cholesterinspiegel** positiv beeinflussen, wenn sie ihren Lieblingssport so oft wie möglich ausüben. Aber Cholesterin ist im Gegensatz zum Fett kein Energielieferant. Es lagert sich nach und nach an, bis die Arterien zu 90 % oder mehr blockiert sind. In diesem ernsten, chronischen Zustand sind Sie gegen Sauerstoffmangel extrem empfindlich.

Hauptursachen für Blutgefäßverengungen

Wie ich bereits erwähnt habe, sind die drei Hauptfeinde der Fabrikzucker, das Eiweiß und das Fett.

1. Fabrikzucker

Tests haben gezeigt, daß Fabrikzuckerverzehr zu Chrommangel führt. Aus neueren Untersuchungen läßt sich schließen, daß Chrom eine wichtige Rolle beim Abbau von Kohlenhydraten spielt. Es ist daher keine Überraschung, daß Chrommangel eine abnorme Cholesterinablagerung in den Arterien hervorruft. Man hat außerdem festgestellt, daß Chrommangel die Ursache von Muskelschwäche und schlechter Kondition sein kann, da die Kohlenhydrate nicht mehr ausreichen, um 100% des Energiebedarfs zu decken. Wenn Sie diese Probleme (die fast allen Menschen zu schaffen machen) vermeiden wollen, müssen Sie sofort aufhören, Fabrikzucker zu konsumieren. Weißer Zucker, Glukose, Fruktose, brauner Zucker, Traubenzucker, Melasse und Honig sowie alle Nahrungsmittel, die sie enthalten, müssen von Ihrem Speisezettel verschwinden. Alle diese Zuckerarten schwächen die Kondition, beschleunigen die Verhärtung der Arterien und verhindern den Abbau des überschüssigen Cholesterins, so daß es die Arterien verstopft. Da Chrom und Zucker miteinander in direkter Beziehung stehen, ist es wichtig zu wissen, daß Früchte am meisten Chrom enthalten. Äpfel sind zum Beispiel zwanzigmal chromhaltiger als weißer Zucker, und auch Salate und Gemüse sind reich an diesem wichtigen Mineral.

Darum sind Obst, Salate und Gemüse Ihre stärksten Verbündeten im Kampf gegen Cholesterinablagerungen; sie kehren diesen Prozeß um, und die Wände Ihrer Arterien werden wieder sauber und geschmeidig. Vergessen Sie aber nicht, daß es nach Ihrer Umstellung auf eine chromreiche Früchte-, Salat- und Gemüsekost noch zwei bis fünf Jahre lang dauert, bis die Reserven Ihres Körpers ausreichend gefüllt sind. Das ist völlig normal, da Ihr Körper derart viel Chrom benötigt, daß selbst eine sehr chromreiche Kost Ihre Vorräte nur langsam aufstocken kann.

Was ist zu tun?

Stellen Sie Ihre Ernährung **sofort** um, und meiden Sie sämtliche Fabrikzuckerarten, zum Beispiel weißen Zucker, Rohrzucker, Honig, Fruchtzucker und so weiter. Falls Sie es noch nicht gewußt haben – die typische amerikanische Kost enthält etwa hundert Pfund Zucker im Jahr! Und niemand hält auch nur einen Augenblick lang inne und denkt darüber nach, welche Schäden der Zucker im Körper anrichtet. Der Konditionsverlust durch den Mangel an Chrom und anderen Mineralien ist noch der geringste Schaden. Mineralien ermöglichen die vielen Muskelkontraktionen, und darum werden Sie niemals imstande sein, Ihr Bestes zu geben, wenn Ihr Essen viel Zucker enthält.

Achten Sie aber auch auf die verborgenen Zuckerarten in den nachfolgend aufgeführten Nahrungsmitteln:

Dextrose

Fruktose (Fruchtzucker)

Laktose (Milchzucker)

Galaktose (Bestandteil des Milchzuckers)

Honig

Maltose (Malzzucker)

Melasse

Saccharose oder Sukrose (Rüben- oder Rohrzucker)

2. Eiweiß

Sie nehmen drei- bis achtmal soviel Eiweiß zu sich, wie Sie brauchen. Einen kleinen Teil davon scheiden die Nieren aus; der größte Teil wird in Fett umgewandelt; und ein großer Teil überzieht die Innenwände der Arterien mit einem Mantel. Besonders letzteres führt zu hohem Blutdruck und Herzanfällen.

Wenn Ihre Nahrung zuviel Eiweiß enthält, wachsen die Zellen des Epithels und des Endothels ungehemmt. Im Laufe der Jahre wird diese Zellschicht immer dicker. Eine zweihundert bis vierhundert Nanometer (millionstel Millimeter) dicke Schicht mit Knötchen ist nicht ungewöhnlich. Substanzen im Blut, die das Gewebe um die Kapillaren ernähren müssen, können nur eine Membran von dreißig bis hundert Nanometer Dicke ohne Schwierigkeit durchdringen. Wenn die Membran dicker wird, nimmt ihre Durchlässigkeit ab. Darauf reagiert der Körper mit einer Erhöhung des Blutdrucks, um die Nährstoffversorgung der Zellen noch eine Zeitlang zu gewährleisten. Doch das ist noch nicht das Ende des Degenerationsprozesses. Die Durchlässigkeit der Epithelmembran für verschiedene Substanzen geht so weit zurück, daß damit die Grundlage für zahlreiche chronische Krankheiten gelegt wird. Wenn beispielsweise die Insulinproduktion stark zurückgeht, ist der erste Schritt zur Altersdiabetes getan. Wenn Cholesterin nicht richtig verwertet wird, lagert sich das Cholesterin am dicken Eiweißmantel in den Arterien ab.

Bekommen Sie Arteriosklerose?

Ganz gewiß!

Die übermäßig dicke Membran behindert den Cholesterintransport so sehr, daß sich das Cholesterin ablagert. Und da die Endothel- und Epithelzellen weiter wachsen, reichert sich im Laufe der Jahre auf dieser Zellschicht immer mehr Cholesterin an. Der Eiweißmantel verhindert, daß überflüssiges Cholesterin entfernt wird; daher verstopft es die Arterien mit beängstigender Geschwindigkeit und stört die Durchblutung. Der Blutdruck steigt, um die Nährstoffversorgung der Zellen aufrechtzuerhalten, und erreicht oft seinen Höhepunkt kurz vor einem Herzanfall.

Auf diese Zusammenhänge haben bereits die Ernährungswissenschaftler *Dr. Paul C. Bragg* in seinem Buch »Gesundes Herz auch im hohen Alter« und *Harvey Diamond* in seinem Buch »Unser Herz – unsere Erde« hingewiesen.

Wie läßt sich die Cholesterinansammlung verhindern?

Indem Sie dafür sorgen, daß der Epithel-Endothel-Mantel nicht zu dick wird. Das heißt, Sie müssen Ihren Eiweißkonsum drastisch einschränken. Eiweißüberschuß ruft zahlreiche degenerative Prozesse hervor, die bald Ihr Leben bedrohen. Meist wachsen die Probleme nach dem zwanzigsten Lebensjahr, und im Alter zwischen dreißig und vierzig Jahren – das hängt von der Lebensweise ab. Dann ist die Degeneration so weit fortgeschritten, daß ein tödlicher Herzinfarkt die Folge sein kann. Ich hoffe, Sie nehmen diese Warnung vor zuviel Eiweiß ernst. Nicht nur Fleisch, Fisch und Geflügel sind gefährliche Nahrungsmittel, sondern auch zuviel Käse und zu viele Nüsse!

Spitzensportler sollten also folgende eiweißreiche Nahrungsmittel meiden: Eiweiß vom Ei, Erdnüsse, Fisch, Fleisch, Geflügel, Hefe (enthält 50% Eiweiß!), getrocknete Hülsenfrüchte, Joghurt, Kakao, Käse und andere Milchprodukte, Sojabohnen. Essen Sie statt tierischen Eiweißprodukten folgende eiweißreichen Lebensmittel, aber auch nur in Maßen: Alfalfasprossen (Luzerne), Bohnen, Erbsen, Nüsse, Samenkerne, Sojasprossen.

Was ist Eiweißfasten?

Wenn Sie auf eiweißhaltige Nahrung ganz verzichten, werden Eiweiß- und Cholesterinablagerungen abgebaut. Um dies zu erreichen, dürfen Sie nichts aus den beiden obigen Listen essen. Selbst mit Getreideprodukten (z.B. Brot) müssen Sie sehr zurückhaltend sein. Mit einer reinen Früchtekost (ich schreibe darüber mein nächstes Buch) können Sie innerhalb von vier Wochen vier Pfund gefährliches Eiweiß loswerden, und jedes halbe Pfund Eiweiß bedeutet, daß die Epithel-Endothel-Schicht um einhundert Nanometer dünner wird. Mit einer richtig zusammengestellten Kost, wie ich sie in diesem Buch vorstelle – sie enthält eine kleine Menge Getreide –, dauert es etwa drei Monate, um das gleiche Resultat zu erzielen. Unter normalen Umständen benötigen Sie also sechs Monate, bis Ihre Ernährungsumstellung zum Abbau des Cholesterins in Ihren Arterien führt. Dann sind Sie vor Herzanfällen geschützt.

3. Fett

Fett ruft ebenso wie Zucker Chrommangel hervor. Außerdem verbraucht der Körper seine Vitaminvorräte, um Fett zu verdauen. Davon ist vor allem das Vitamin B_2 betroffen. Daher ist es keine Überraschung, daß viele Spitzensportler, die reichlich Fett verzehren, an ernstem Vitamin-B_2-Mangel leiden und Konditionsverluste in Kauf nehmen müssen. (Ihr Fettverbrauch steigt sehr rasch und sehr hoch, wenn Sie belegte Butterbrote essen.)

Sind mehrfach ungesättigte Fette zu empfehlen?

Auf keinen Fall! Mehrfach ungesättigte Fette sind sogar noch gefährlicher für Ihre Kondition. Es ist am besten, wenn Sie ganz darauf verzichten. Dafür gibt es gute Gründe:

- Die **Fettmenge**, die Sie **insgesamt** täglich essen, ist wichtiger als die verzehrte Fettart. Wenn Sie 40% Ihrer Kalorien in Form von Fett zu sich nehmen, müssen Sie diese Menge auf 10% reduzieren.
- In einem Test, den *Dr. M. K. Horwitt* durchführte, litten alle Versuchspersonen, die in der Küche Pflanzenöl verwendeten, nach 38 Wochen an **Vitamin-E-Mangel**. Dieses Ergebnis ist durchaus nicht so überraschend, wie es scheint; denn Vitamin E verhindert die Oxidation mehrfach ungesättigter Fettsäuren. Aber dabei wird es verbraucht. Wenn Sie also eine Menge ungesättigter Fette – z. B. Öl oder Margarine – verzehren, benötigen Sie zwangsläufig mehr Vitamin E. Da diese Fette aber nicht genügend Vitamin E enthalten (selbst wenn die Werbung Ihnen das Gegenteil verspricht!), ist ein Vitamin-E-Mangel unvermeidlich. Manchmal nimmt dieser Mangel ein bedrohliches Ausmaß an.
- Vitamin-E-Mangel schwächt die roten Blutkörperchen so sehr, daß Hämoglobin durch die geschwächten Zellwände nach außen dringen kann. Die Blutkörperchen sind dann nicht mehr imstande, Sauerstoff zu transportieren. Die Folge ist ein Mangel an roten Blutkörperchen. Und wenn Sie weiter mehrfach ungesättigtes Fett zu sich nehmen, wird alles noch schlimmer: Es kommt zu eindeutigen Anämiesymptomen. Und diese Anämie ist nicht auf Eisenmangel zurückzuführen, sondern auf Vitamin-E-Mangel, der seinerseits die Folge eines zu reichlichen Verzehrs mehrfach ungesättigter Fette ist.

Ist Fett wirklich so gefährlich?

Jim Fixx, der den Weltbestseller »The Complete Book of Running« (Das vollständige Buch über das Laufen) schrieb, war nicht dieser Meinung. Er kritisierte das Verzeichnis der Marathonläufer, die an Herzinfarkt gestorben waren. *Fixx* hielt es für unglaubhaft, daß diese Leute »gelaufen und dennoch an der amerikanischen Kost gestorben« waren. Die Autoren des Verzeichnisses betonten dagegen, es sei ihre Absicht, so vielen Läufern wie möglich Angst einzujagen, damit sie ihre Ernährungsweise änderten. *Fixx* hielt das alles für Unsinn. Nur ein paar Monate nach seinem Interview erlitt er einen tödlichen Herzinfarkt. Seine Arterien waren zu 95 % verstopft!

Wie konnte es dazu kommen? Die Ursache war seine Ernährung (die vielleicht genauso verkehrt war wie Ihre) und seine Vorliebe für fettreiche Speisen. *Fixx* selbst schrieb in seinem Buch: *»Vor ein paar Jahren konnte ich der Versuchung einfach nicht mehr widerstehen. Ich aß ein kräftiges Mittagessen – zwei Hamburger, Bratkartoffeln und ein Milchmixgetränk.«*

Eine derartige Ernährung ist reiner Wahnsinn! Das ist Mord an der Verdauung und für den Körper eine solche Belastung, daß Sie damit niemals in Höchstform kommen können. Mehr noch – das viele Fett und Eiweiß verstopft Ihre Arterien jedes Jahr ein bißchen mehr. Falls Sie es noch nicht gewußt haben:

- Sie haben nur drei wichtige **Blutgefäße** – sie sind bleistiftdick –, die Blut zum Herzen und vom Herzen weg befördern. Wenn eines davon verstopft ist, ist für Sie alles aus.
- Beim durchschnittlichen 20jährigen Amerikaner oder Europäer sind diese drei Blutgefäße bereits zu 20 % verschlossen. Dies ist die Folge des **Fett-, Eiweiß- und Zuckerkonsums**. Wenn Sie fünfunddreißig sind, kann dieser Prozeß so weit fortgeschritten sein, daß Sie in Lebensgefahr sind. Selbstverständlich sind Fett und Zucker für Sportler noch gefährlicher als für Durchschnittsmenschen, da der Sportler einen höheren Energiebedarf hat.
- Das Heimtückische ist, daß Sie keinerlei Symptome bemerken, bis eines Ihrer Blutgefäße zu etwa 90 bis 95 % verstopft ist. Dann spüren Sie vielleicht die ersten Symptome, zum Beispiel ein Unwohlsein in der Brust. Dann kann es aber schon zu spät sein …

Was hat *Rolet de Castella* mit *Jim Fixx* zu tun?

Rolet de Castella, der Vater von *Robert de Castella* (einem der besten Marathonläufer der Welt), erlitt im Alter von 52 Jahren einen Herzinfarkt. Im gleichen Alter ist *Jim Fixx* gestorben. *Rolet* stellte seine Ernährung auf Früchte, Gemüse, Getreide und nur noch zehn Prozent Fett um und erlebte eine bemerkenswerte Genesung. Nach nur zwei Jahren war er in der Lage, seinen ersten Marathon zu laufen. Vor seinem Herzinfarkt hatte er nie mehr als fünf Meilen zurückgelegt. Heute ist er 61 und hat etwa zwanzig Marathonläufe hinter sich – einen davon bewältigte er in drei Stunden! Sein Fall zeigt so klar wie nur möglich, daß richtige Ernährung einem Menschen selbst nach einem Herzinfarkt noch ein aktives und kraftvolles Leben schenken kann.

Welche Vorteile hat eine fettarme Ernährung?

Sie erhöht die Sauerstoffaufnahme. Nur eine maximale Sauerstoffaufnahme versetzt Sie in die Lage, die ca. 100 Billionen Zellen Ihres Körpers bis an die Grenze ihres Leistungsvermögens zu belasten. Doch das eigentliche Problem besteht darin, den Sauerstoff aus der Luft zu holen und in den Körper zu befördern. Danach muß das Blut ihn durch Tausende von Blutgefäßen in jede Zelle transportieren. Hier kommt ein physikalisches Gesetz ins Spiel: Alle Substanzen wandern dorthin, wo sie am wenigsten konzentriert sind. Das bedeutet in diesem Fall, daß der Sauerstoff, der an der Luft einen Anteil von etwa 21% hat, in die Zellen dringt, wo die Konzentration fast gleich Null ist.

- Je größer und schwerer Sie sind, desto mehr Zellen enthält Ihr Körper und desto größer ist die Gefahr, daß Zellen durch Sauerstoffmangel absterben. Es kommt leicht zu Sauerstoffmangel, vor allem in inaktiven Teilen des Körpers, also im Fett.
- Die Zellen übergewichtiger Menschen lechzen nach frischem Sauerstoff. Jede Zelle möchte so lange leben wie möglich. Dies ist die Erklärung dafür, daß dicke Menschen vorzeitig alt aussehen.

- Der Sauerstoffvorrat des Körpers ist begrenzt. Er hängt davon ab, wie dick Ihre Fettschicht ist und wie aktiv Sie sind. Sauerstoffmangel führt sehr schnell dazu, daß kleine Blutgefäße absterben, und die Folge ist ein Leistungsrückgang.
- Fettpolster sind für den Körper eine zusätzliche Belastung, und sie rauben Ihnen möglicherweise jenes Quentchen Energie, das Sie benötigen, um in guter Form zu sein. Vielleicht ist das der Grund dafür, daß Marathonläufer von allen Sportlern am wenigsten Körperfett haben. Der Durchschnittsmann hat 15 % Fett oder mehr, die Durchschnittsfrau hat 25 % oder mehr. Spitzenläufer haben zwischen 1,3 und 5 %, Spitzenläuferinnen 4–8 % Körperfett.

Ist ein Sportler länger zu Höchstleistungen fähig, wenn er weniger Fett ißt?

Der Neuseeländer *Jack Forster* ist ein lebender Beweis dafür. Im Alter von fünfzig Jahren lief er einen Marathon in zwei Stunden und zwanzig Minuten! Was ist sein Geheimnis?

- **Ernährung:** *Forster* ißt fast kein Fett, sondern viel Obst, Salate, Gemüse und Getreide. Dadurch hält er den Fettanteil seines Körpers so niedrig wie möglich.
- **Gewichtstraining.** Training mit Gewichten verringert das Körperfett und baut Muskeln auf. Die Durchblutung aller Organe verbessert sich, und das Stehvermögen steigt.

Dr. Pollok sagt dazu: *»Sportler, die alt werden und dennoch leistungsfähig bleiben möchten, müssen mit Gewichten arbeiten; aber sie müssen auch auf ihre Ernährung achten ... Dann beginnt die körperliche Leistungsfähigkeit erst ab einem Alter von siebzig Jahren abzunehmen. Wir können diese Grenze aber weiter hinausschieben, wenn wir uns den Alterungsprozeß näher ansehen.«* *Dr. Pollok* fand Beweise dafür, als er Läufer testete, die Mitte fünfzig waren. Im Laufe von zehn Jahren stieg ihre maximale Sauerstoffaufnahme von 60,7 auf 62 %. Der Hauptgrund dafür war ein prozentualer Rückgang des Körperfetts. Das beweist eindeutig, daß Sie Ihre Sauerstoffaufnahme erhöhen können, wenn Sie wenig Fett zu sich nehmen. Daß Sie dann auch länger leben, ist ein zusätzlicher Vorteil.

Fettverzehr und biologisches Alter

Untersuchungen haben gezeigt, daß die Menstruation bei Mädchen, die viel Fett und Eiweiß essen, früher beginnt. Jugendliche erreichen früher die Pubertät, und sowohl Jungen wie auch Mädchen wachsen schneller. Das bedeutet, daß sie auch schneller altern. Wissenschaftliche Studien belegen, daß die Pubertät bei Kindern, die sich vegetarisch ernähren, später beginnt – eine Folge der Ernährung. Mädchen haben ihre erste Menstruation zwei Jahre später. Es ist auch überraschend, daß Kleinkinder ihre Zähne später bekommen. Die Erkenntnis, daß der Fett- und Eiweißverzehr das Altern beschleunigt, wird durch theoretische, biologische und mathematische Befunde bestätigt. Zwei russische Wissenschaftler, *Kurzmin* und *Zirmoeski*, haben darüber eine Arbeit veröffentlicht. Sie stellten das Wachstum des Menschen als eine Reihe von Sprüngen in Form einer quadratischen Gleichung dar. Sie kamen zu dem Schluß, daß die wichtigsten Perioden im Leben des Menschen sich jeweils um den Faktor 15,15 unterscheiden. Sie begannen mit der Bildung des Embryos und fanden folgende Werte: Die Gastrulation (eine frühe, entscheidende Phase, in welcher der kugelförmige Embryo seine Gestalt verändert, die Keimblätter und die Nabelschnur sich bilden) ist nach achtzehn (15 bis 24) Tagen beendet. Da der Embryo im Durchschnitt 266 Tage lang wächst, können wir den Beginn der Pubertät berechnen: Sie tritt durchschnittlich im Alter von elf (8,3–15) Jahren ein. Auf dieselbe Weise berechnet, müßte der natürliche Tod im nahezu unglaublichen Alter von 167 (140–229) Jahren eintreten!

Was bedeutet das?

Wenn unsere biologische Lebensspanne wirklich so hoch ist, sind uns die Voraussetzungen dafür im Laufe der Menschheitsgeschichte völlig abhanden gekommen. Unsere Umwelt und vor allem unsere falsche Ernährung hat unsere Lebenserwartung derart verkürzt, daß es heute fast unmöglich ist, auch nur hundert Jahre alt zu werden. Und wir erreichen das Ende unseres verkürzten Lebens in einem jämmerlichen Zustand, ohne je erfahren zu haben, was Gesundheit bedeutet.

Können wir sehr alt werden, wenn wir nur wenig Fett zu uns nehmen?

Für den wenig wählerischen Konsumenten wird die magische Zahl 167 der russischen Wissenschaftler immer ein unerreichbarer Traum bleiben. Sein überhöhter Fett- und Eiweißverzehr schädigt seine Gesundheit zu sehr. Nur strenge Vegetarier, genauer gesagt diejenigen, die viel frische Früchte essen, haben die Chance, diese Grenze zu erreichen oder gar zu übertreffen.

Läßt sich das beweisen?

Man kann als Beweis das eindrucksvolle Alter der Bewohner der Vilcabamba in Ekuador anführen. Sie essen hauptsächlich frisches Obst, frisches Gemüse und ein wenig Käse und nehmen täglich nur etwa 1500 Kalorien zu sich. Wir müssen außerdem berücksichtigen, daß diese Bergbewohner durchschnittlich kleiner sind als wir Westler und daß es in ihrer Heimat keine großen Temperaturunterschiede gibt. In der Vilcabamba liegt die Temperatur im Winter wie im Sommer bei ca. 20 °C. Nachts ist es nicht ganz so warm. Beide Faktoren spielen eine große Rolle, was den Unterschied in der Energieaufnahme zwischen ihnen und uns angeht.

Unter all diesen alten Knackern in der Vilcabamba lebt *José Toledo*, der angeblich das gesegnete Alter von 120 Jahren überschritten hat. Nach seinen eigenen Worten lebt er hauptsächlich von Bananen, Orangen, Orangenblättertee, enthülsten Erbsen und gekeimtem Mais.

Welche Schlußfolgerungen können wir daraus ziehen?

Wenn Sie *Josés* Essen genauer studieren, werden Sie feststellen, daß es fast kein Fett, fast kein Eiweiß, keinen Zucker, aber viele Vitamine und Mineralien enthält.

Bananen enthalten beispielsweise Mineralien in großen Mengen, und darum sind sie ein wichtiger Bestandteil meines Programms. Jetzt wissen Sie also, wie Sie in Bestform kommen und gleichzeitig das höchste Alter erreichen können.

Lassen Sie mich die Voraussetzungen noch einmal nennen: eine vitamin- und mineralstoffreiche, fett- und eiweißarme Kost, die hauptsächlich aus frischem Obst, Salaten und Gemüse besteht. Denken Sie daran, wenn Sie wieder einmal auf fette Speisen Appetit bekommen oder wenn Sie wieder Fleisch, Fisch oder Geflügel essen. Alle diese Nahrungsmittel verkürzen unweigerlich Ihr Leben. Bevorzugen Sie statt dessen Früchte und Gemüse, die Ihnen helfen, in Höchstform zu kommen, und Sie zugleich vor einem frühen Tod schützen!

Kapitel 3

Salz schadet Ihrer sportlichen Kondition

Für Sportler ist Salz (Natriumchlorid) eine gefährliche Substanz, ebenso wie Zucker und Fett. Es hat eine abträgliche Wirkung auf Ihr Leistungsvermögen und ist ohne jeden Nutzen. 200 Milligramm Natrium am Tag – das entspricht einem halben Gramm Salz – genügen, um völlig gesund zu bleiben. Und diese Menge haben Sie schnell zu sich genommen. Wenn Sie zum Beispiel ein Pfund Mohrrüben essen, nehmen Sie allein dadurch 300 Milligramm Natrium auf. Trotzdem konsumieren Sie zwischen fünf und zwanzig Gramm Salz am Tag, wenn Sie »Normalköstler« sind, d. h. zehn- bis vierzigmal mehr, als Sie benötigen! Es ist kein Wunder, daß diese Salzflut eine ganze Reihe von Störungen auslöst. Die Liste scheint endlos zu sein:

- **Hoher Blutdruck.** Wie Sie vielleicht schon wissen, ist Salz eine der Hauptursachen des Bluthochdrucks.
- **Nierenstörungen.** Salz belastet die Nieren sehr stark. In Extremfällen kommt es zum Nierenversagen. Wenn Sie vermeiden wollen, daß Sie deswegen aus einem Rennen ausscheiden, müssen Sie Ihren Salzverbrauch drastisch einschränken.
- **Reizung der Magenschleimhaut.** Wenn Sie auf Magengeschwüre und saures Aufstoßen verzichten wollen, dann sollten Sie Ihren Salzstreuer in den Mülleimer werfen.
- **Zellzerstörung.** So wie Pflanzen austrocknen, wenn Sie Salz darauf streuen, »verbrennt« das Salz, das Sie konsumieren, Ihre Zellen. Jedesmal, wenn Sie Salz auf Ihr Essen streuen, zerstören Sie eine Menge Zellen in Ihrem Körper. Wie können Sie erwarten, daß Sie unter diesen Umständen zu Höchstleistungen fähig sind?

- **Chronische Müdigkeit.** Wenn Sie zuviel Salz zu sich nehmen, ist Ihre Kaliumaufnahme wahrscheinlich sehr gering. Außerdem scheiden die Nieren mehr Kalium aus. Das Zellpotential geht zurück. Sie fühlen sich bald müde, und Ihr Herz ist nicht mehr imstande, die letzte Steigung zu bewältigen. Vergessen Sie also den Salzstreuer, wenn Sie Ihren Rucksack füllen!
- **Blutgerinnsel.** Zuviel Salz verdickt das Blut, so daß es, vor allem bei warmem Wetter, leichter verklumpt. Bei älteren Sportlern kann dies an heißen Tagen zu Herz- oder Schlaganfällen führen. Bei jüngeren Sportlern wird das Blut so dick, daß das Herz härter arbeiten muß – leb wohl, Höchstleistung!
- **Nervosität.** Die großen Salzmengen, die fast jeder konsumiert, stören die elektrische Spannung der Nerven, und der Körper wird überstimuliert. Chronische Entzündungen, zuviel Magensäure und zitternde Hände können die Folge sein, vor allem aber Reizbarkeit und Nervosität. Wie können Sie sich in diesem Zustand auf einen neuen Rekord konzentrieren?
- **Austrocknung (Dehydration)**. Salztabletten sind gefährlich. Sie entwässern den Körper, indem sie Wasser in den Magen ziehen, um die starke Salzkonzentration zu mildern. Das bißchen Salz, das Sie während des Trainings oder Wettkampfs verlieren, rechtfertigt nicht die Einnahme von Salztabletten. Ihr Wasserbedarf bei warmem Wetter ist sehr viel wichtiger als der winzige Verlust von Elektrolyten. *Dr. Paul C. Bragg* hat in seinem Buch »Wasser – das größte Gesundheitsgeheimnis« seine Erfahrungen beschrieben, die er in der Wüste gemacht hat. Er trank nur reines Wasser oder Fruchtsäfte und war als ältester Teilnehmer eines Marsches durch das »Death Valley« in der Lage zu Fuß zurückzugehen. Seine Sportlerkollegen, die salzhaltige Kost, Limonaden und Salztabletten zu sich nahmen, hielten nicht durch.

Wie können Sie Ihren Salzkonsum einschränken?

Wenn Sie Ihre Kondition verbessern wollen, müssen wir uns eingehender mit Ihrer Ernährung befassen. Sie wären mit Sicherheit erstaunt, wenn Sie wüßten, wieviel Salz Sie tatsächlich pro Tag zu sich nehmen. Salz ist in fast allen Nahrungsmitteln in großen Mengen enthalten. Ein Beispiel: Sie essen »nur ein paar Scheiben Käse« – und schon haben Sie eineinhalb Gramm Salz mitgegessen. Das ist dreimal soviel, wie Sie am Tag benötigen! Auch fettarmer Käse, Bauernkäse und verarbeiteter Käse enthalten pro hundert Gramm gut und gern ein bis eineinhalb Gramm Salz. Wenn Sie Fleisch-Fertiggerichte essen, können Sie oft Salzkristalle darauf sehen. Und zu allem Überfluß streuen Sie auch noch Salz darauf – damit es »schmackhafter« wird! Meiden Sie Fisch und Schalentiere; denn sie enthalten meist noch mehr Salz als Fleisch. Gekochte Heringe und Muscheln sind mit Salz gesättigt. Um Ihnen den Verzicht auf Salz zu erleichtern, möchte ich Ihnen einige nützliche Tips geben:

- Verzichten Sie sofort auf Speisesalz. Es begrenzt unweigerlich Ihr Leistungsvermögen.
- Es ist verrückt, Speisesalz durch Meersalz zu ersetzen. Meersalz ist oft reich an Metallen und daher noch schädlicher als Tafelsalz.
- Meiden Sie Fertiggerichte wie Pizzas, Suppenwürfel, tiefgefrorene Speisen und so weiter. Sie enthalten Natriumzusätze, die dem Körper noch mehr schaden als Salz: Dinatriumphosphat, Natriumbenzoat, Natriumglutamat und andere.

  Folgende Nahrungsmittel enthalten viel Salz: Brot, Dosengerichte, Fisch, Fleisch, Fleischbrühe, Käse, Ketchup, Mayonnaise, Oliven, Mixed Pickles, Salatsoßen, Schalentiere, Senf, Sojasoße, Suppenwürfel, Tartarsoße.
- Verzichten Sie bei der Zubereitung des Essens auf Salz. Verwenden Sie statt dessen Kräuter. Sie werden den Geschmack frischer Kräuter im Gemüse bald mehr schätzen als den Geschmack des Salzes.

Wie lange dauert es, sich an das Essen ohne Salz zu gewöhnen?

Denken Sie vor allem daran, daß Salz gefährlich ist und sich auf Ihre Kondition sehr negativ auswirkt. Schon aus diesem Grund sollte Ihre Sucht nach dieser Substanz über Nacht verschwinden. Sobald Sie mit dem Salzkonsum aufgehört haben, verspüren Sie nach einigen Wochen kein Bedürfnis mehr danach. Gemüse schmeckt einfach köstlich mit Kräutern. Und Sie werden erleben, wie Ihre Nahrung wirklich schmeckt, und können oft auch auf Kräuterzusätze verzichten. Ich kenne viele Sportler, die auf Salz verzichten und keinerlei Verlangen mehr danach verspüren. Sie haben nämlich keine Lust, auf ihre größere Vitalität und ihren neu entdeckten Geschmackssinn zu verzichten.

Wenn Ihr Essen salzarm ist, arbeiten Nieren und Schweißdrüsen besser. Körpertemperatur, Pulsfrequenz und Schweißabsonderung ändern sich überhaupt nicht; aber der Schweiß enthält kaum noch Salz. Und bei Sportlern verbessert sich die Kondition.

Was hat Salz mit Kalium zu tun?

Wenn Sie als Sportler wenig Salz zu sich nehmen (etwa ein halbes bis zwei Gramm täglich), steigt Ihre Kaliumzufuhr. Das hat einen einfachen Grund: Obst, Salate und Gemüse enthalten wenig Salz, aber sie sind reich an Kalium.

Etwa 80 % aller Sportler leiden an chronischem Kaliummangel, weil sie zuviel Salz zu sich nehmen. Sie werden schneller müde, Sie sind häufiger gereizt, und Sie haben weniger Schwung, wenn es Ihnen an diesem Element fehlt; denn Kalium aktiviert die Zellen. Wenn Sie bei SonnenKost also Obst, Salaten und Gemüse Hilfe suchen, werden Sie diese Probleme schnell überwinden.

Wenn Sie wenig Salz zu sich nehmen, schwitzen Sie erst gegen Ende eines Wettkampfs und verlieren somit nur wenige wichtige Mineralien. Ist Ihr Salzverbrauch dagegen hoch, schwitzen Sie eine Menge Salz zusammen mit Mineralien aus, und Ihr Mineralhaushalt gerät aus dem Gleichgewicht. Elektrolyte sind nämlich in der Nahrung in so geringen Mengen enthalten, daß jeder zusätzliche Verlust die Reserven rasch erschöpft.

Wie viele Elektrolyte liefert Ihnen SonnenKost?

Eine reichliche Menge! Diese Nahrung enthält sehr viel mehr Metalle und Elektrolyte als Käse, Sandwiches, Schinken, Fett,

Zucker, Fleisch, Fisch und so weiter. Diese Elektrolyte sorgen für optimale elektrische Ströme in den Muskeln, und das bedeutet, daß die Muskelkontraktionen maximale Kräfte entfalten können. Für »Hausmannskost« gilt das nicht. Wenn es Ihnen an Kalium, Magnesium, Eisen, Zink, Mangan, Chrom und anderen Mineralien mangelt, bekommen Sie bald Krämpfe in den Schenkeln und Waden – vielleicht mitten in einem Tennisspiel oder Marathonlauf! Und dies haben Sie Ihrer falschen Ernährung und Ihrem hohen Salzkonsum zu verdanken.

Salz hat aber nicht nur eine negative Wirkung auf die Elektrolytvorräte des Körpers; es stört auch die Sauerstoffaufnahme. Wenn Sie wenig Salz essen, können Sie auch Ihre Sauerstoffaufnahme in begrenztem Umfang erhöhen. Enthält Ihr Essen viel Salz, bildet sich im Körper Natriumhydroxid. Dann benötigen Sie Kohlensäure, um diese Base zu neutralisieren, und infolgedessen leiden die roten Blutkörperchen an Kohlensäuremangel. Da CO_2 normalerweise durch die Lungen abgeatmet und durch Sauerstoff ersetzt wird, kann dieser Prozeß nicht mehr optimal ablaufen. Darum verlassen die roten Blutkörperchen die Lungen mit weniger Sauerstoff. Dann ist es nicht mehr weit bis zur Anämie.

Dies ist also eine weitere Möglichkeit, Ihre Kondition zu verbessern. Essen Sie einfach mehr Obst, Salate und Gemüse, und verzichten Sie auf Salz und salzhaltige Nahrungsmittel. Wenn Sie dann soviel trainieren wie bisher, steigt Ihr Leistungsvermögen von allein. Ich bin fest davon überzeugt, daß Sie dadurch Ihren Rekord in Ausdauersportarten wie Marathon oder Triathlon drastisch verbessern können. Ein Marathonläufer mit einer Bestzeit von zwei Stunden und acht Minuten ist möglicherweise in der Lage, diese Zeit um ein paar Minuten zu unterbieten und einen Weltrekord aufzustellen.

Kapitel 4

Vitamine, Sportler und Entdecker

Forschungen belegen, daß sowohl Kinder als auch Erwachsene in Europa und in Amerika mit ihrer Nahrung nicht genügend Vitamine aufnehmen. Bei Kindern führt dieser Vitaminmangel zu Nervosität, Lernproblemen, schlechten Zähnen, Kinderkrankheiten und so weiter. Bei Erwachsenen ruft Vitamin-B-Mangel Verstopfung und nervöse Spannungen hervor. Weitere häufige Folgen des Vitaminmangels sind unter anderem Kopfschmerzen, chronische Müdigkeit, Schlaflosigkeit und Herzklopfen. Alle diese Symptome lassen sich in den meisten Fällen durch eine richtige Ernährung beseitigen.

Viele Leute meinen nun, sie seien wegen ihrer »ausgewogenen Ernährung« vor Mangelerscheinungen sicher. Diese Vorstellung ist nicht nur falsch, sondern auch gefährlich. Fast jedermann glaubt, man müsse nur »ein bißchen von allem« essen, um genügend körperaufbauende Substanzen, Vitamine und Mineralien zu bekommen. Nun, das ist ein Irrtum! »Ausgewogene Ernährung« bedeutet, daß Sie sich dazu verleiten lassen, Nahrungsmittel zu essen, die alles andere als gesund sind und keine, ich wiederhole: **keine** Vitamine und Mineralien enthalten. Damit meine ich »Nahrungsmittel« wie Margarine, Bratfett, Kochöl und so weiter. Auch weißer oder brauner Zucker und Alkohol liefern Ihnen keine Vitamine. Und als ob das noch nicht genug wäre, zerstören Sie die meisten Vitamine in den anderen Nahrungsmitteln durch Kochen, Braten und Rösten. Von Süßigkeiten, Keksen und Kuchen wollen wir gar nicht erst reden. Kurz gesagt – die sogenannte »ausgewogene Kost« ist eine Katastrophe!

Welche Konsequenzen sollten Sie daraus ziehen?

Ihre Vitaminreserven sind viel zu gering oder gar nicht vorhanden. Mehr noch – wenn Sie an Streß oder Spannungen leiden oder den Körper zu sehr belasten, verbrauchen Sie B-Vitamine und andere Vitamine in beängstigendem Tempo. Wenn Sie in diesem Zustand einen Verkehrsunfall haben, ist Ihre Widerstandskraft unweigerlich beeinträchtigt, und Sie werden krank. Eine Entbindung kann die Kräfte einer Frau derart beanspruchen, daß sie bei Vitamin-B-Mangel schwere Depressionen bekommt. Und wenn Sie zu hart arbeiten, müssen Sie mit übermäßiger Anspannung und totaler seelischer Erschöpfung rechnen. Ein Radrennen, ein Tagesausflug oder ein Spaziergang am Strand, im Wald oder übers Moor genügt dann, um Ihre Reserven zu erschöpfen und Sie schwer krank zu machen.

Sie sehen also, Vitaminmangel hat viel ernstere Folgen, als Sie bisher geglaubt haben.

Was bedeutet das für den Sportler?

Selbst ein Mensch in ausgezeichneter Kondition, also jemand, der reichlich frisches Obst, Salate und Gemüse ißt, kann innerhalb weniger Tage an Vitamin-B-Mangel leiden. Mit dem Vitamin C ist es noch schlimmer: Der Vitamin-C-Gehalt des Blutes und des Gewebes fällt in sehr kurzer Zeit unter das Optimum. Selbstverständlich hat die Unfähigkeit des Körpers, bestimmte Vitamine längere Zeit zu speichern, Auswirkungen auf das Leistungsvermögen – vor allem dann, wenn Sie sich auf eine Expedition begeben, bergsteigen oder Entdeckungsreisen unternehmen wollen. In solchen Fällen müssen Sie darauf achten, daß Sie ständig vitaminreiche Nahrung zu sich nehmen.

Seit 1920 ist es für britische Bergsteiger immer wieder ein großes Abenteuer gewesen, den Mount Everest, den höchsten Berg der Welt, zu erklimmen. Vor 1933 wurden sieben Versuche unternommen; aber sie scheiterten spätestens in einer Höhe von siebentausend Metern. Alle Bergsteiger hatten Probleme mit ihrer Ernährung. Sie fanden ihr Essen fade – und in einer Höhe über siebentausend Metern sogar ekelerregend. Außerdem litten sie unter

Schlaflosigkeit und Mattigkeit, und es mangelte ihnen an Energie und Schwung. Man nahm an, dies sei auf die große Höhe zurückzuführen. Wenn wir uns die Symptome aber genauer ansehen, sind sie nicht schwer einzuordnen. Ihre Ursache war nämlich ein Mangel an B-Vitaminen. Zum Glück kam auch der Londoner Ernährungsexperte *Dr. S. S. Zilva* zu diesem Ergebnis, als man ihn vor der Expedition des Jahres 1933 konsultierte. *»Bei derartigen Expeditionen in dünner Luft und bitterer Kälte«*, sagte er, *»benötigt der Körper zwangsläufig mehr Energie und mehr Vitamine. Die Nahrung muß also reich an Energie und Vitaminen sein.«*

Einer der Expeditionsteilnehmer berichtete:

»Der schmerzliche Anblick von Bergsteigern, die über Appetitverlust klagen, blieb uns diesmal erspart. Im Gegenteil – die Vitamine in unserer Nahrung verliehen uns Spannkraft bis in eine Höhe von 7900 Metern. Erst ab 8400 Metern begannen die Schwierigkeiten mit der dünnen Luft. Als wir diese phantastische Höhe erreicht hatte, schnappten wir buchstäblich nach Luft. Aber wir hielten durch und kämpften uns auf 8530 Meter hinauf. Dann kam eine gewaltige Kälte auf, und die Temperatur sank auf etwa vierzig Grad unter Null. Der Kälte folgten ein Schneesturm und dichter Nebel. Es wäre Wahnsinn gewesen, dort zu bleiben. Wir wären augenblicklich zu Eis erstarrt. Nur dreihundert Meter vom Gipfel entfernt, beschlossen wir, unseren Rekordversuch abzubrechen – gerade noch rechtzeitig; denn nach einem raschen Abstieg brach oben die Hölle los ...«

Daraus können wir wichtige Lehren ziehen!

Sie können mit der richtigen Ernährung unglaubliche Leistungen vollbringen; dennoch dürfen Sie die Realität und die entfesselten Naturgewalten nicht mißachten – sie sind tausendmal stärker als Sie. Außerdem ist der Unterschied zwischen der Ernährung für ein normales Leben und der Ernährung, an die Sie sich strikt halten müssen, wenn Sie den höchsten Berg der Welt besteigen wollen, zu groß, als daß man ihn leugnen könnte. Nicht nur die Kalorien sind wichtig, sondern auch der Vitamingehalt der Nahrung. Harte, intensive und anhaltende Muskelarbeit schreit geradezu nach einer höheren Vitamin-Zufuhr durch richtig zusammengestellte Kost. Dann und nur dann ist ein Bergsteiger imstande, auf einer Expedition wochenlang Höchstleistungen zu vollbringen. Wenn er sich an diese Kost hält, wird ihm nicht nur ein Höchstmaß an Ausdauer und Stehvermögen zuteil, sondern er erreicht auch den Gipfel der Gesundheit und der Widerstandskraft. Sie werden wahrscheinlich nie an einer Expedition auf den Mount Everest teilnehmen. Das war nur ein Beispiel. Aber wenn Sie den Ort und die Personen der Handlung verändern, bleibt der gute Rat gleich!

Sie werden den höchsten Berg der Welt niemals mit Zucker, Schokolade, Marmelade und Cornflakes im Rucksack bezwingen. Alle diese Produkte enthalten nämlich wenig oder gar kein Vitamin B. Die Folge ist, daß Ihnen die erforderliche körperliche Energie bald ausgeht, weil Ihre Nahrung wegen des Vitamin-B-Defizits nicht richtig verdaut wird. Sie müssen auch Trockenfrüchte meiden, die mit Schwefel behandelt wurden, da der Schwefel B-Vitamine zerstört.

Was sollten Sie also in Ihren Rucksack packen?

Soviel Obst und Gemüse wie möglich! Dann haben Sie die besten Aussichten, daß Ihr Wunsch in Erfüllung geht und Sie sich gegen die Naturgewalten durchsetzen. Das gilt für einen sportlichen Urlaub im Mittelgebirge ebenso wie fürs Skifahren in den Alpen.

Vor allem Bananen und Orangen können viel zu Ihrem Erfolg beitragen. Und verachten Sie auch unbehandelte Trockenfrüchte nicht, zum Beispiel Backpflaumen, Rosinen, Aprikosen und Feigen. Weichen Sie sie vor dem Verzehr sechs bis zwölf Stunden lang ein; andernfalls sind diese konzentrierten Früchte schwer verdaulich. Als Hauptenergiequelle ist ungesalzenes Brot aus fein gemahlenem Mehl geeignet. Achten Sie darauf, daß es keine groben Körner enthält; denn sie reizen und schädigen den Magen und den Darm und stören die Vitaminverwertung. Gekochter Reis ist Hochleistungssportlern allerdings eher zu empfehlen.

Welches Vitamin hat den Eroberern des Mount Everest die besten Dienste geleistet? Es war das Vitamin B_1 oder Thiamin.

Ohne dieses Vitamin kann der Körper Kohlenhydrate nicht richtig abbauen, und er hat zudem Schwierigkeiten mit der Fett- und Eiweißverwertung. Wenn Sie darüber nachdenken, können Sie sich selbst ausmalen, was ein Vitamin-B_1-Mangel anrichtet.

Man weiß, daß Thiamin zum Abbau von Stärke und komplexen Zuckern unbedingt erforderlich ist. Außerdem sorgt es dafür, daß diese Kohlenhydrate in leichtverdauliche Zucker umgewandelt werden. Wenn Sie zuwenig Vitamin B_1 zu sich nehmen, vielleicht weil Sie Zucker gegessen haben, kann der Körper die Stärke im Reis, im Brot, in Kartoffeln usw. nicht vollständig verdauen, und sie liegt Ihnen wie ein Klotz im Magen. Dadurch wird das Verdauungssystem derart verstopft, daß Sie ganz einfach den Appetit verlieren. Außerdem fühlen Sie sich viel zu müde, weil der unverdaute Speiseklumpen eine Menge Blut in den Magen zieht und der ganze Organismus sich verzweifelt bemüht, die Stärke doch noch zu verdauen.

Das hört sich nicht sehr angenehm an, sagen Sie? Sie haben recht! Und es erklärt, warum viele Expeditionen auf den Mount Everest und ähnliche Unternehmen gescheitert sind. Darum wird es Sie nicht überraschen zu erfahren, daß der Thiaminmangel weitere Folgen hat. Auf Ihrer »Expedition« durch den Alltag führt diese chronische Stärke-Unverträglichkeit nämlich zu Migräne, Schlafstörungen und Nervosität. Sie kann mitunter sogar eine Darmverstopfung hervorrufen, weil das Essen unverdaulich wird. Und wenn Sie wissen, daß die meisten Menschen Zucker in großen Mengen essen (etwa 100 Pfund pro Jahr), haben Sie auch die Erklärung für ihre Nervosität.

Leistungsrückgang durch Thiaminmangel?

Zweifellos! Im Jahre 1909 berichtete Major *Chamberlain* von der amerikanischen Armee, zehn Prozent der fünftausend Soldaten auf den Philippinen seien kaum imstande, sich auf den Beinen zu halten. Ihre Verpflegung setzte sich aus Rindfleisch, Weißmehl, geschälten Kartoffeln und poliertem Reis zusammen. Die Folgen dieser Ernährung waren verheerend. Auf Initiative des Majors wurde jedoch schnell Abhilfe geschaffen: Unter anderem ergänzte man die Verpflegung durch Obst, Salate und Gemüse. Innerhalb weniger Wochen standen selbst die am schwersten betroffenen Männer wieder auf den Beinen, und die Kondition der anderen hatte sich beträchtlich verbessert.

Sehen wir uns die Symptome des Vitamin-B_1-Mangels einmal näher an. Wenn Sie nicht genügend Thiamin zu sich nehmen, bekommen die Muskeln und die Nerven nicht mehr genügend Adenosintriphosphat (ATP – wichtigster Energielieferant im Zellstoffwechsel). Das ist nicht nur ernst, sondern gefährlich; denn die Folge kann eine Kettenreaktion von Mangelzuständen sein.

Vitamin-B_1-Mangel stört nämlich die Muskelkontraktionen, die den ganzen Körper beeinflussen. Sogar der Herzmuskel hat erhebliche Schwierigkeiten, der Nahrung die benötigte Energie zu entnehmen. Eine rasche Leistungsverschlechterung ist die unmittelbare Folge, und wenn der Mangelzustand lange anhält, führt er zu Degenerationen und Herzschwäche.

Herzschwäche ist für Diabetiker besonders bedrohlich, da ihr Kohlenhydratstoffwechsel gestört ist. Diese Störung ist auf falsch zusammengestellte Mahlzeiten und schweren Thiaminmangel zurückzuführen. Daran müssen Diabetiker und Herzkranke immer denken. Richtige Ernährung verbessert ihren Stoffwechsel spürbar, und sie verfügen wieder über reichliche ATP-Vorräte. Das bedeutet, daß das Gehirn, das Herz, die Lungen, die Beine und die anderen Körperteile wieder besser mit Energie versorgt werden – und die Kranken fühlen sich wie neu geboren.

Auch Alkohol ist ein konzentriertes Kohlenhydrat. Darum werden Sie kaum ein Milligramm Thiamin in Wermut, Gin, Whisky oder anderen harten Getränken finden. Im Gegenteil – da diese Getränke selbst reine Kohlenhydrate sind, brauchen Sie Vitamin B_1, um sie zu verdauen. Es ist nicht schwer, sich die Folgen auszumalen: Wenn Sie viel Alkohol trinken, leiden Sie an einem äußerst gefährlichen Vitamin-B_1-Mangel. Ohne Thiamin erzeugt die Leber nur wenig Glykogen. Und da Glykogen für die Energieversorgung des Körpers lebenswichtig ist, leuchtet es ein, daß Sportler nur sehr wenig Alkohol trinken sollten, am besten gar keinen.

Wenn Sie sich durch den Genuß von frischen Früchten, Salaten und frischem Gemüse reichlich mit Thiamin versorgen, verbessert sich Ihre Kondition sprunghaft. Vitamin B_1 fördert die spezifische Wirkung der Glukose, so daß dem Gehirn wesentlich mehr ATP, also auch mehr Energie, zur Verfügung steht. Das kann während eines Examens von entscheidender Bedeutung sein, weil das Gehirn in dieser Situation Höchstleistungen vollbringen muß. Darum schneiden Studenten, die frisch gepreßten Orangensaft trinken, besser ab als ihre Kommilitonen, die ein Glas Bier bevorzugen.

Vitamin B_1 ist auch für Übergewichtige von großer Bedeutung; denn der unvollständige Kohlenhydratabbau ist die Hauptursache der Dickleibigkeit. Die Ursache des Problems ist meist ein Mangel an Vitaminen der B-Gruppe und falsche Lebensmittelkombination – daraus entsteht ein tückischer Kreislauf. Es beginnt damit, daß Sie sich wegen des Energie- und Vitaminmangels lustlos fühlen. Dann verschlechtert sich Ihre Laune, Ihre Stimmung schwankt häufiger, und Sie sind nervöser und labiler. Oft trösten Sie sich damit, daß Sie noch mehr essen. Da Ihnen das Essen aber schwer im Magen liegt, fühlen Sie sich hinterher noch schlechter. Dann verschlimmert sich Ihre Neigung, den niedrigen Blutzuckerspiegel mit Hilfe von Süßigkeiten in die Höhe zu treiben. Doch dieser Versuch ist von Anfang an zum Scheitern verurteilt. Da Sie an Vitamin-B_1-Mangel leiden, werden die Kohlenhydrate nämlich nicht in Blutzucker umgewandelt, sondern in Fett. Um all diesen negativen Folgen vorzubeugen, ist es lebenswichtig, die richtigen Lebensmittel zu essen. Eine Früchtekost, die reich an Thiamin ist, liefert Ihnen die Energie, die Sie benötigen, und Sie fühlen sich glücklicher, entspannter und in Topform. Diese Kostform müssen Sie aber lange Zeit durchhalten.

Obst, Salate und Gemüse (SonnenKost) sind die besten Thiaminquellen. Nahrungsmittel wie z.B. Reis, Nudeln, Hörnchen, Kuchen usw. enthalten so gut wie kein Vitamin B_1. Wenn Sie nach Höchstleistungen streben, dürfen Sie diese vitaminarmen Speisen also nur in kleinen Mengen essen. Zu den Früchten, die am meisten Thiamin enthalten, gehören Bananen, Orangen, Pfirsiche, Mandarinen und Birnen. Die besten Thiaminspender unter den

Gemüsen sind Karotten, Brokkoli, Lauch, junge Hülsenfrüchte und Rosenkohl.

Vitamintabellen sind übrigens meist irreführend. Sie geben nämlich den Vitamingehalt pro hundert Gramm an. Aber niemand kümmert sich darum, wieviel Energie die analysierten Lebensmittel liefern.

Ein paar Beispiele mögen das verdeutlichen. Betrachten wir zunächst eine Tabelle, die den Vitamingehalt von sieben Nahrungsmitteln pro hundert Gramm zeigt.

Tabelle A

(Angaben in Milligramm)	Thiamin (B_1)	Riboflavin (B_2)
Vollreis	0,40	0,10
Vollkornbrot	0,18	0,07
Bananen	0,08	0,05
Orangen	0,06	0,03
Sojabohnen	1,00	0,30
Mandeln	0,11	0,35
Rindfleisch	0,12	0,16

Nahezu alle Verfasser von Diätbüchern glauben, sie müßten nur diese Tabelle sorgfältig studieren, um in Höchstform zu gelangen. Ist es nicht ganz klar, daß Sie Getreide, Hülsenfrüchte, Nüsse und Fleisch in reichlichen Mengen verzehren müssen, weil sie reich an Thiamin sind? Und wenn Sie sich ausreichend mit Riboflavin versorgen möchten, müssen Sie die gleichen Nahrungsmittel essen. Sehen Sie nicht, daß Vollreis siebenmal soviel Vitamin B_1 enthält wie beispielsweise Orangen und daß Mandeln fast zehnmal soviel Vitamin B_2 enthalten?

Das ist aber ein grundlegender Irrtum! Diese Tabelle ist völlig irreführend. Sie müssen tiefer in die Materie eindringen, dann wird Ihnen schnell klar, daß diese scheinbar logischen Schlußfolgerungen Sie aufs falsche Gleis führen. Außerdem sind sie ein Beweis für fundamentale Wissensmängel bei Ernährungsberatern und Autoren von Gesundheitsbüchern. Wir müssen diese Tabelle vollständig umkrempeln, um zu verdeutlichen, wieviel Nährstoffe und Energie die Nahrungsmittel enthalten. Dann erhalten wir eine Tabelle, die ganz andere Schlußfolgerungen erlaubt.

Der eben erwähnte Irrtum ist einer der Gründe dafür, daß viele Menschen sich so sehr für Vollkornprodukte und Hülsenfrüchte erwärmen und zuwenig Obst, Salate und Gemüse essen. Es sollte genau umgekehrt sein! Denn Früchte, Salate und Gemüse enthalten viel mehr Vitamine und vor allem viel mehr Mineralien als unbehandeltes Getreide.

Hundert Gramm Vollreis liefern 1550 Kilojoule Energie. Mit dieser Energie können Sie eine bestimmte Menge Arbeit verrichten. Sie können damit beispielsweise eine halbe Stunde lang laufen. Um die gleiche Energiemenge aus Orangen zu gewinnen, müssen Sie allerdings viel mehr als hundert Gramm verzehren. Das liegt daran, daß Orangen nicht viel Fruchtzucker – also nicht viel Energie – enthalten, aber dafür eine Menge Wasser. Darum verspüren Sie keinen Durst, wenn Sie Orangen essen. Im Gegensatz zu den wasserreichen Orangen ist Reis ein energiereiches, trockenes, konzentriertes Nahrungsmittel. Nach dem Genuß von Reis, selbst wenn er in Wasser gequollen ist, müssen Sie Wasser trinken. Dies ist der Grund, warum die folgende Tabelle realistisch ist:

Tabelle B

(Angaben in Milligramm)	Thiamin (B_1)	Riboflavin (B_2)
1550 Kilojoule Reis	0,39	0,095
1550 Kilojoule Orangen	0,54	0,26

Sie erkennen sofort den Unterschied zwischen Tabelle A und Tabelle B. Der Reis ist durchaus nicht das vitaminreichste Nahrungsmittel pro Energieeinheit, sondern dieses Prädikat steht den Orangen zu! Trotzdem erwähnen die meisten Diät- und Gesundheitsbücher Orangen nicht als Thiamin- und Riboflavinquellen.

Ohne substantielle Änderungen an der obigen Tabelle vorzunehmen, erhalten wir folgende neue Tabelle, wenn wir den Nährstoffgehalt pro tausend Kilojoule berechnen:

Tabelle C

(Angaben in Milligramm)	Thiamin (B_1)	Riboflavin (B_2)
1000 Kilojoule Vollreis	0,26	0,06
1000 Kilojoule Vollkornbrot	0,21	0,08
1000 Kilojoule Bananen	0,20	0,13
1000 Kilojoule Orangen	0,35	0,17
1000 Kilojoule Sojabohnen	0,62	0,18
1000 Kilojoule Mandeln	0,04	0,14
1000 Kilojoule Rindfleisch	0,15	0,20

Diese Tabelle liefert den Beweis, daß Früchte viel vitaminreicher sind, als man es den üblichen Nährstofftabellen entnehmen kann. Zwar ist allgemein bekannt, daß frisches Obst die beste Vitamin-C-Quelle ist; aber jetzt ist darüber hinaus klar, daß es auch reich an anderen Vitaminen ist.

Allerdings gehen Vitamine durch Erhitzen verloren! Und darum läßt sich beweisen, daß der Vitamingehalt von Nudeln, Vollreis und Fleisch viel geringer ist, als Sie bisher geglaubt haben. Überzeugen Sie sich selbst:

Vitamin-B_1-Verlust durch Kochen oder Braten: 50–80%.

Vitamin-B_2-Verlust durch Kochen oder Braten: 50–80%.

Revidieren Sie jetzt Tabelle C, indem Sie den erheblichen Vitaminverlust durch die Zubereitung berücksichtigen. Dann sehen Sie die wahre Rangfolge – und die Früchte liegen eindeutig an der Spitze. Früchte sind also die »Nummer eins«, was Vitamine betrifft. Darum können Sie Ihre absolute Bestform erreichen, wenn Sie reichlich Früchte essen. Die meisten anderen Nahrungsmittel enthalten zuwenig Vitamine, um diese Wirkung zu erzielen. Das ersehen Sie aus der folgenden Tabelle:

Tabelle D

(Angaben in Milligramm)	Thiamin (B_1)	Riboflavin (B_2)
1000 Kilojoule gekochter Vollreis	0,09	0,03
1000 Kilojoule Vollkornbrot	0,21	0,08
1000 Kilojoule Bananen	0,20	0,13
1000 Kilojoule Orangen	0,35	0,17
1000 Kilojoule gekochte Sojabohnen	0,31	0,09
1000 Kilojoule Mandeln	0,04	0,14
1000 Kilojoule Rinderbraten	0,07	0,10

Was können wir daraus schließen?

Daß gekochter Reis erheblich weniger Vitamine enthält als süße, saftige Früchte. Außerdem zerstört das Kochen fast alle Enzyme und lebende Organismen; und die Mineralien werden ins Kochwasser abgegeben. Und trotz aller Behauptungen der Hersteller von Vollkornprodukten enthalten auch diese Nahrungsmittel viel weniger Vitamine und Mineralien als Obst, Salate und Gemüse.

Wenn Sie vitaminarme Nahrungsmittel essen, überlasten Sie nicht nur die Verdauungsorgane, sondern Sie sind auch nicht zu Höchstleistungen fähig. Können Sie sich vorstellen, was für eine Katastrophe es ist, wenn Sie Ihre Vollkornprodukte zusammen mit Fabrikzucker in Form von Marmelade oder Schokolade essen? Ihre Gesundheit und Ihre Kondition begeben sich unweigerlich auf Talfahrt. Hier ist der wissenschaftliche Beweis:

Tabelle E

(Angaben in Milligramm)	Thiamin (B_1)	Riboflavin (B_2)
1000 Kilojoule Vollkornbrot	0,21	0,08
1000 Kilojoule Vollkornbrot mit Butter und Marmelade bestrichen	0,13	0,05

Schlußfolgerung: Orangen als Frühstück liefern Ihnen mehr Energie als Vollkornbrot mit Butter, Marmelade oder Honig!

Vitamin C gibt Kondition

Ich habe oben erwähnt, daß die meisten Nahrungsmittel, die Sie täglich verzehren, nur sehr wenig Vitamine der B-Gruppe enthalten. Für das Vitamin C gilt dasselbe. Darum leiden die meisten Menschen heute sowohl an Vitamin-B-Mangel als auch an einem ernsten Vitamin-C-Mangel.

Was bedeutet das für Sie?

Ihre Wunden heilen langsamer, und Sie sind anfälliger für Grippe, Bronchitis, Halsentzündung, Nebenhöhlenbeschwerden und so weiter. Außerdem – und das ist viel unangenehmer – verliert die Haut ihre Spannkraft viel früher, so daß Sie schneller altern. Vitamin-C-Zusätze einzunehmen ist zwecklos, weil synthetisches Vitamin C immer biologisch inaktiv ist. Nur frische Früchte, Salate und frisches Gemüse können die Haut jung und elastisch machen. Lebensmittel, die reich an Vitamin C sind, helfen Ihnen nicht nur, besser auszusehen, sondern sie sorgen auch dafür, daß Sie sich besser fühlen; denn die dynamische Wirkung des natürlichen Vitamins C stimuliert die Psyche.

Ist Vitamin C eine Art »Ur-Vitamin«?

Wenn wir davon ausgehen, daß der natürliche Lebensraum des Menschen sich dort befindet, wo die Palmen wachsen – dieser Gedanke liegt nahe, wenn man die jährliche Völkerwanderung nach Süden betrachtet –, dann müssen wir annehmen, daß Vitamin C im Organismus Aufgaben erfüllt, die über seine allgemein anerkannten Funktionen hinausgehen. Den unwiderleglichen Beweis dafür finden wir in der natürlichen Kost der Naturvölker. Sie besteht aus Früchten und Pflanzen, die mehr Vitamin C enthalten als andere Wirkstoffe. In zwei Pfund Brombeeren sind beispielsweise 1,7 Gramm Vitamin C enthalten! Wenn Sie den ganzen Tag

Brombeeren essen, benötigen Sie fast zwölf Pfund, um Ihren Energiebedarf zu decken. Aber diese zwölf Pfund Brombeeren liefern Ihnen nicht weniger als neun Gramm Vitamin C – und das ist ein Rekord!

Selbstverständlich essen Sie nicht nur Beeren. In der unglaublichen Fülle der Tropen und Subtropen gibt es viele andere Früchte, die nicht ganz soviel Vitamin C enthalten. Dennoch sollten wir unseren täglichen Bedarf an Ascorbinsäure (Vitamin C) nicht in Milligramm angeben, wie es in den Nährstofftabellen immer geschieht, sondern in Gramm. Der Gorilla (der stärkste Menschenaffe) nimmt mit seiner täglichen Kost beispielsweise etwa fünf Gramm Vitamin C zu sich. Diese fünf Gramm stammen hauptsächlich aus den Blättern, Früchten und Beeren von mehr als hundert verschiedenen Pflanzen.

Wie hoch ist unser täglicher Vitamin-C-Bedarf?

Sie müssen durch SonnenKost wenigstens ein Gramm Ascorbinsäure am Tag aufnehmen. Das ist keine geringe Menge, wie Sie sehen können. Aber in unserem Teil der Welt können Sie dieses Gramm leicht erreichen, wenn Sie frische Erdbeeren, Himbeeren und so weiter essen. Auch zahlreiche Salate und Gemüse liefern Ihnen reichlich Vitamin C.

Beim Kochen werden 50–80 % des Vitamins C zerstört. Darum ist es so wichtig, Gemüse roh zu verzehren, wann immer es möglich ist. Wenn es sein muß, dünsten Sie es so kurz wie möglich in einer schweren Pfanne, z. B. im chinesischen Wok*. Dadurch beschränken Sie den Vitaminverlust auf ein Minimum. Daß Sie **frisches** Obst essen, ist ebenfalls lebenswichtig. Wenn Sie einen Apfel reiben und den Brei eine halbe Stunde stehen lassen, oxidiert die Ascorbinsäure fast vollständig. Seien Sie also vorsichtig; denn das gleiche gilt für Salate und Gemüse, das Sie in Scheiben schneiden. Auch das Lagern von Obst, Salaten und Gemüse ist nicht empfehlenswert, da beispielsweise Zitrusfrüch-

* Lieferantenhinweise erhalten Sie auf Anfrage vom Fit-fürs-Leben-Informationsdienst, Postfach 1261, 27718 Ritterhude.

te, die eine Woche lang bei Zimmertemperatur aufbewahrt werden, den größten Teil ihres Vitamin-C-Gehaltes verlieren.

Folgen eines Vitamin-C-Mangels

Scotts tragische Südpolexpedition ist das beste Beispiel dafür. Diese Geschichte zeigt, wie entscheidend die richtige Nahrungsauswahl für den Erfolg einer Expedition sein kann.

Wie Sie wissen, war *Amundsens* Expedition erfolgreich. *Amundsen* schrieb über die Ernährung seiner Leute: *»Wir haben getan was wir konnten, um frisches Obst, Salate und Gemüse so weit wie möglich mitzutragen. Ohne Zweifel gibt es keine bessere Methode, um Krankheiten vorzubeugen.«*

Die moderne Forschung hat eindeutig belegt, wie recht er hatte. Mehr noch – wir wissen heute, wie rasch dieses Anti-Erkältungs-Vitamin im Körper abgebaut wird. Wenn Sie krank sind oder unter Streß stehen, ist der Bedarf noch höher, so daß Ihnen das Vitamin C sehr schnell ausgeht, wenn Sie nicht frisches Obst, Salate und Gemüse in reichlichen Mengen verzehren. Sie können in *Scotts* Tagebuch nachlesen, wie sehr sich seine Vorstellungen von denen *Amundsens* unterschieden: *»Wir ernähren uns in der Basis sehr reichhaltig. Heute gab es Butterbrote mit Käse zum Mittagessen. Danach aßen wir sogar Kuchen. Heute abend steht Hammelfleisch auf dem Speiseplan, und heute morgen aßen wir zwei Fische. Unter diesen Umständen bin ich sicher, daß wir keinen Skorbut bekommen werden.«*

Scott wußte also sehr genau, daß Skorbut auf falsche Ernährung zurückgeht. Trotzdem machte er die gleichen Fehler wie viele andere Expeditionsleiter vor ihm. Wenn er sich beispielsweise *Vasco da Gamas* Logbuch angesehen hätte, wären ihm seine tödlichen Ernährungsfehler gewiß nicht unterlaufen. Dieser Seefahrer und Entdecker verlor die Hälfte seiner Besatzung durch Skorbut, als er 1498 um das Kap der guten Hoffnung segelte. Die Seeleute bekamen nur Schiffszwieback, Pökelfleisch, Trockenfisch, Käse, Hülsenfrüchte zu essen und Bier. Die Folgen waren bald für jedermann sichtbar: Innerhalb weniger Wochen litten fast alle an Launenhaftigkeit, abnormer Müdigkeit und Wunden, die einfach nicht heilen wollten.

Im Laufe der Zeit wurde die Lage noch schlimmer: Die Männer hatten immer häufiger innere Blutungen; das Zahnfleisch begann zu bluten, so daß die Zähne sich lockerten; die Lippen wurden rissig; und sie litten an schmerzhaften Schwellungen unter der Haut. Das Endstadium war überwältigende Erschöpfung und schließlich der Tod.

Hätte *Vasco da Gama* seinen Leuten frische Früchte und frisches Gemüse gegeben, hätten sie sich rasch erholt. Aber da er monatelang abwartete, bevor er an Land ging, war es für die meisten Seeleute schon zu spät.

Was geschah mit *Scotts* Südpolexpedition?

Kehren wir im Geiste zum 17. Januar 1911 zurück. Fünf Männer erreichen an diesem Tag unter der Leitung des Engländers *Scott* den Südpol. Sie sind von ihrem Ausgangslager etwa 1300 Kilometer entfernt. Auf dem Weg zum Pol haben sie Vorrats- und Treibstofflager angelegt. Auf diese Weise schafften sie es bis zum Pol; aber danach ging alles schief. Sie wurden ungewöhnlich schnell müde, und Blasen, kleine Wunden, aufgesprungene Lippen, Blutergüsse und Verstauchungen heilten nicht mehr richtig. Das waren die ersten klaren Anzeichen eines Vitamin-C-Mangels, der auf ihre falsche Ernährung zurückzuführen war. Zu allem Überfluß mußten sie sich auch noch beim Ziehen der Schlitten mit den Vorräten und der Ausrüstung abplagen, was ihren Vitamin-C-Verbrauch weiter erhöhte. Die ersten schmerzhaften Schwellungen stellten sich ein. Ihr Zustand verschlimmerte sich, und das rauhe Wetter schwächte ihre Widerstandskraft. Zwei Mitgliedern der fünfköpfigen Gruppe ging es schlechter als den anderen. Sie befanden sich am Rande des Skorbuts. Die anderen drei, darunter *Scott*, paßten sich dem Tempo der beiden an. Sie kamen nur noch acht Kilometer am Tag voran und waren schon viel länger als erwartet unterwegs. Einer der am schlimmsten betroffenen Männer brach im März zusammen und starb auf der Stelle. Dann stellten sie fest, daß ihre Nahrungsvorräte bedrohlich geschrumpft waren. Der zweite erschöpfte Mann beschloß, die anderen drei nicht länger aufzuhalten, und ging allein hinaus in den Sturm, um dort den Tod zu suchen. Doch es war zu spät. *Scott* und seine Leute konnten keinen Schritt mehr weitergehen. Sie starben im Zelt, kaum achtzehn Kilometer von der Stelle entfernt, wo frische Nahrung auf sie wartete. So endete ein heldenhafter Marsch von mehr als 2500 Kilometern.

Daraus können wir wichtige Lehren ziehen.

Hätten *Scott* und seine Männer ein paar Früchte oder etwas Gemüse gegessen, wäre ihre Widerstandskraft gegen Krankheiten viel größer gewesen. Sie wären alle vor dem Einsetzen des tödlichen Schneesturms zurückgekehrt, und die Expedition hätte nicht als Tragödie geendet.

Aber ihre Kost war doch »reichhaltig«!? War sie das wirklich? Sind Käse, Butter, Fisch und Hammelfleisch eine reichhaltige Kost?

Wenn Sie das glauben, unternehmen Sie am besten keine ähnliche Expedition – Sie würden nicht lebendig zurückkehren! Wir wissen heute mit Gewißheit, daß diese »reichhaltigen« Nahrungsmittel nicht vor Skorbut schützen können. Sie enthalten nicht nur kein Vitamin C, sondern auch zuwenig Kalzium, Spurenelemente und B-Vitamine. Darum waren Mangelerscheinungen bei *Scott* und seinen Leuten unvermeidlich. Ihre Vitamin-C- und Vitamin-B-Reserven waren auf ihrem harten Marsch schnell aufgebraucht.

Sie können daraus lernen, daß eine Vitaminzufuhr, die Ihnen körperliche Höchstleistungen ermöglicht, Sie mit Sicherheit auch in die Lage versetzt, Ihre Alltagsprobleme besser zu bewältigen. Diese höhere Vitaminaufnahme wappnet Sie für den Kampf gegen Streß, Verkehrsunfälle, Sportverletzungen, unerwartete Notfälle – z.B. Feuer oder schwere Stürme – und andere Unbilden. Und was noch wichtiger ist – wenn Sie mehr Vitamin C und B zu sich nehmen, fühlen Sie sich besser, sind geistig wacher und werden am Ende des Tages nicht so leicht müde. Kurz gesagt, Sie erleichtern sich das Leben. Um dies zu erreichen, brauchen Sie nur sonnengereiftes, frisches Obst, frische Salate und Gemüse – also SonnenKost – in Ihr tägliches Menü aufzunehmen. Dann können Sie sicher sein, daß Sie B-Vitamine in natürlichem Zustand bekommen – und eine wahre Flut von Vitamin C. Es liegt an Ihnen, eine »Entdeckungsreise« zu machen, und diese Möglichkeiten zu erforschen!

Welche Lebensmittel enthalten Vitamin C?

Wie ich oben bewiesen habe, ist Vitamin C eine lebenswichtige Substanz und eine unabdingbare Voraussetzung für Höchstleistungen. Und Sie finden dieses Vitamin nur in frischen Früchten, Salaten und frischem Gemüse.

Sehr große Mengen Ascorbinsäure (mehr als vierzig Milligramm pro hundert Gramm) sind in folgenden Lebensmitteln enthalten:

A. Früchte

Schwarze, rote und weiße Johannisbeeren	Zitrusfrüchte	Papayas
Brombeeren	Grapefruits	Persimonen (Kakis)
Erdbeeren	Guaven	Hagebutten
	Orangen	

B. Gemüse

Brokkoli	Fenchel	Hülsenfrüchte
Rosenkohl	Grünkohl	Rotkohl
Blumenkohl	Weißkohl	Wirsing
Kohlrabi	Paprika	

Wie Sie sehen, gibt es eine Menge Gemüsearten, die viel Vitamin C enthalten. Eine Mahlzeit aus gut ausgewähltem Gemüse mit Kartoffeln, Brot oder Reis kann sogar mehr Vitamin C liefern als ein Mahl, das nur aus Früchten besteht!

Ansehnliche Mengen Vitamin C (20–40 Milligramm je hundert Gramm) finden Sie in folgenden Lebensmitteln:

A. Früchte

Melonen	Limonen	Mangos
Holunderbeeren	Loganbeeren	Passionsfrüchte
Stachelbeeren	Litschis	Ananas
Zitronen	Mandarinen	Kaktusfeigen

B. Gemüse

Spargel	Löwenzahn	Sellerie
Steckrüben	Steckrübenblätter	

Was zerstört Vitamin C?

Sie haben sich also vorgenommen, Ihre Vitamin-C-Aufnahme drastisch zu erhöhen. Es wäre nun aber sinnlos, dieses Vitamin durch schlechte Gewohnheiten wieder zu vernichten. Es gibt eine Reihe von Vitamin-C-Zerstörern, zum Beispiel:

- **Streß und übermäßige Müdigkeit.** Sie erschöpfen die Vitamin-C-Reserven rasch. Wenn Sie am Wochenende bis zum Morgengrauen »durchmachen«, brauchen Sie sich über eine plötzliche schwere Erkältung nicht zu wundern. Um unangenehme Folgen zu vermeiden, sollten Sie sich eine Selbstbehandlung in Form von Fruchtsaft in hohen Dosen gönnen (siehe »Frische Frucht- und Gemüsesäfte« von *Dr. Norman W. Walker*).
- **Tabletten gegen »Säurebildung«.** Da Vitamin C eine Säure ist, wird es von jeder Substanz zerstört, die Säuren neutralisiert. Wenn Sie also »Magentabletten« einnehmen, können Sie sicher sein, daß Sie Magengeschwüre oder Verdauungsstörungen bekommen; denn es fehlt Ihnen an Vitamin C, um Verletzungen der Magenwand zu heilen.
- **Backpulver und abführende Salze**. Diese Substanzen enthalten wie die Tabletten Bestandteile, die Säuren binden. Sie machen Ihre Pläne, gesünder zu leben, zunichte.
- **Rauchen.** Jede Zigarette, die Sie rauchen, kostet Sie Vitamin C. Die unvermeidliche Folge des Rauchens ist ein körperliches und geistiges Leistungsvermögen, das nur ein Bruchteil dessen ist, was es sein könnte. Vor allem die häufig zu beobachtenden »blauen Flecke« an den Beinen von Raucherinnen deuten auf einen Vitamin-C-Mangel hin, der nicht nur auf zu geringe Aufnahme, sondern auch auf das Rauchen zurückzuführen ist.

- **Schlaftabletten.** Sie zerstören durch eine chemische Reaktion den Vitamin-C-Vorrat des Körpers. Darum wachen Sie morgens nur halb auf, wenn Sie diese Präparate einnehmen. Dann benötigen Sie eine Früchtemahlzeit, die reich an Vitamin C ist. Verzichten Sie auf Schlaftabletten; dann wachen Sie nicht mehr so müde und lustlos auf.

- **Konservierungsstoffe.** Nitrate und Nitrite sind beliebte Konservierungsmittel. Man findet sie am häufigsten im Käse, im Fleisch und in der Wurst; aber sie werden auch benutzt, um Dosengemüse haltbar zu machen. Wenn Sie an Vitamin-C-Mangel leiden, werden die Nitrate im Körper in krebserregende Nitrosamine umgewandelt. Wenn Vitamin C vorhanden ist, geschieht dies nicht. Wenn Sie also auf einer Expedition viel Dosenkost, Käse und Fleisch essen, können Sie sich darauf verlassen, daß Ihre Kondition nach kurzer Zeit beträchtlich zurückgeht. Denn Ihr Körper nutzt alles vorhandene Vitamin C, um die Nitrate und Nitrite unschädlich zu machen.

- **Beruhigungsmittel, Barbiturate, Kortison, Antihistaminika (gegen Allergien).** Alle diese sogenannten Arzneimittel machen nicht nur abhängig, sondern sie schwächen die körperliche Widerstandskraft, indem sie die Vitamin-C-Reserven aufbrauchen. Darum fühlen Sie sich immer so schlecht, wenn Sie diese Tabletten eingenommen haben. Werfen Sie sie weg!

- **Schwermetalle.** Haaranalysen belegen, daß etwa die Hälfte aller Erwachsenen zuviel Schwermetalle wie Blei und Quecksilber im Körper haben. Vitamin C ist das beste Mittel, um diese Metalle zu binden und auszuscheiden.

- **Mineralstoffpräparate.** Sie enthalten Metalle, zum Beispiel Kupfer und Eisen, die den Körper vergiften, weil sie niemals – ich betone: niemals – in die biologischen Prozesse eingreifen können, die sich im Körper abspielen. Vitamin C hilft Ihnen, diese giftigen Metalle loszuwerden. Auch Eisenpräparate sind gefährlich und können Sie nicht vor Anämie schützen. Verzichten Sie lieber darauf.

- **Aspirin.** Dies ist eines der am häufigsten eingenommenen Medikamente unserer Zeit. Ein bißchen Kopfweh, eine Erkältung oder leichtes Fieber genügen, und schon greifen die meisten Menschen zum Aspirin, weil sie der Meinung sind, es lindere die Beschwerden rasch und könne nicht schaden. Aspirin ist aber alles andere als harmlos. In den Vereinigten Staaten hat man festgestellt, daß es Kinder in einen tödlichen Schockzustand versetzen kann. Es ist außerdem bewiesen, daß Aspirin Vitamin-C-Mangel hervorruft, auch wenn man den Tabletten neuerdings Vitamin C zusetzt. Schlimmer noch – es gibt Belege dafür, daß Aspirin Körperzellen zerstört, was zu Krebs führen kann. Schon aus diesen Gründen (und es gibt noch viele andere) ist die Einnahme von Aspirin nicht ungefährlich.

Was können Sie tun, wenn Sie sich unwohl fühlen oder befürchten, daß Ihnen eine Grippe bevorsteht?

Trinken Sie Hagebuttentee. Dies ist bei weitem das erfrischendste Früchtegetränk, das es gibt. Hagebutten enthalten mehr Vitamin C als alle anderen Früchte. Wenn Sie an Infektionen, Nebenhöhlenentzündungen, Bronchitis, Ohrenentzündungen, Kopfschmerzen oder Müdigkeit leiden, bereiten Sie einen starken Hagebuttentee zu (nehmen Sie etwa vier Teebeutel pro Tasse). Sie werden sehen, daß sich Ihr körperlicher und seelischer Zustand schnell bessert. Sie werden sowohl körperliche wie auch seelische Belastungen viel länger durchhalten.

Darum ist Hagebuttentee auch für Schüler und Sportler das ideale Getränk. Es hat sich oft gezeigt, daß das Vitamin C in den Hagebutten eine derart starke Wirkung gegen Infektionen hat, daß selbst eine Nebenhöhlenentzündung, an der Sie vielleicht seit Jahren leiden, nach ein paar Wochen verschwindet. Man hat sogar festgestellt, daß konzentrierte Hagebuttenextrakte Nierensteine so zerbröseln, daß sie ohne Schwierigkeiten mit dem Urin ausgeschieden werden können. Ein starker Hagebuttentee ist wirksamer und heilsamer als Aspirin. Versuchen Sie es – das Ergebnis wird Sie überraschen!

Hagebuttentee hat aber noch andere Vorteile. Die Haut und das Gefäßsystem altern langsamer. Es ist bewiesen, daß der hohe Vitamin-C-Gehalt des Hagebuttentees das Gefäßsystem verjüngt.

Und es gibt noch ein überraschendes und angenehmes Testergebnis: Wenn Sie starken Hagebuttentee trinken, verschwinden Verstopfung oder Durchfall innerhalb von 24 bis 28 Stunden. Betrachten Sie den Hagebuttentee als Ihren besten Darmregulator.

Vitamin E und die erste Mondlandung

Wie wichtig Vitamine für Astronauten sind, zeigte der Dezemberflug von Gemini VII. *Borman* und *Lovell*, die beiden Insassen der Raumkapsel, bekamen das übliche Essen: gefriergetrocknete Mahlzeiten. Als sie zurückkehrten, stellten die Ärzte fest, daß die Zahl der roten Blutkörperchen um zwanzig bis dreißig Prozent zurückgegangen war. Die Folge waren eine ernste Anämie und starke Müdigkeit. Außerdem war das Herz-Gefäß-System der Astronauten geschwächt.

Sorgfältige Untersuchungen ergaben schließlich, daß die Astronautenkost viel zu wenig Vitamin E enthielt. Bei weiteren Nachforschungen entdeckte man, daß die Sauerstoffatmosphäre in der Raumkapsel den Vitamin-E-Bedarf erhöhte, weil die mehrfach ungesättigten Fette unter dem Einfluß des reinen Sauerstoffs im Körper ranzig wurden. Krämpfe, Erschöpfung und Anämie waren die Folge. Nur eine ausreichende Versorgung mit Vitamin E schien in der Lage zu sein, diese Symptome zu beseitigen oder ihnen vorzubeugen. Vitamin E schützt mehrfach ungesättigte Fettsäuren vor Oxidation.

Die NASA mußte dieses Problem unbedingt lösen. Die Fertignahrung der ersten Mondfahrer war reich an Vitamin E und enthielt wesentlich weniger Fett. Diesmal gab es keine zerstörten roten Blutkörperchen und keine Müdigkeit. Die Kondition der Astronauten blieb bemerkenswert gut, und seelische Belastungsfolgen waren geringer als erwartet.

Sie werden vermutlich nie in einer reinen Sauerstoffatmosphäre leben. Aber die Erfahrungen der Astronauten sind immerhin ein Beweis dafür, daß der Mensch schon auf einen leichten Vitamin-E-Mangel empfindlich reagiert.

Welche Nahrungsmittel versorgen Sie nun ausreichend mit Vitamin E? Leider gibt es nicht allzu viele davon.

Wie hoch ist der Vitamin-E-Bedarf?

Forschungen von *Dr. M. K. Horwitt* in den Vereinigten Staaten geben gute Anhaltspunkte. *Dr. Horwitt* fand folgendes heraus:

- Je mehr mehrfach ungesättigte Fettsäuren Sie zu sich nehmen, desto mehr Vitamin E brauchen Sie.
- Wenn Sie wenig Pflanzenöl verwenden, benötigen Sie auch wenig Vitamin E.
- Wenn Sie täglich ein Gramm mehrfach ungesättigte Fettsäuren zu sich nehmen (Maisöl, Sonnenblumenöl usw.), müssen Sie mit der Nahrung 1,51 Internationale Einheiten Vitamin E aufnehmen. Das heißt, wenn Sie dreißig Gramm Öl ins Essen geben, müßten in Ihrer Nahrung 451 I. E. Vitamin E enthalten sein. Da dies unmöglich ist, leiden Sie an Vitamin-E-Mangel.

Was bewirkt Vitamin E?

Vitamin E ist ein Oxidationshemmer. Das bedeutet, es wirkt der Umwandlung und Zerstörung verschiedener Substanzen im Körper entgegen. Wie bereits gesagt, verhindert Vitamin E die Oxidation der mehrfach ungesättigten Fettsäuren im Körper. Die Astronauten wissen, wie wichtig das ist. Außerdem schützt Vitamin E die Vitamine des B-Komplexes und das Vitamin C vor der Oxidation. Auch das scheint für Bergsteiger, Polarforscher und Skifahrer wichtig zu sein. Vitamin E hat zudem die Fähigkeit, freie Radikale zu neutralisieren, die unter der Einwirkung von UV- und Röntgenstrahlen entstehen. Dadurch bleibt der Sauerstoffgehalt der roten Blutkörperchen hoch.

Folgende Substanzen sind Vitamin-E-Antagonisten, sie machen also seine Wirkung zunichte:

- **Mineralöl.** Es wird verwendet, um Verstopfung zu lindern oder um ihr vorzubeugen. (Flüssiges Paraffin ist am bekanntesten.)

Sie wirken als Gleitmittel; denn der Körper kann sie weder verdauen noch absorbieren. Aber – und das ist ein großes Aber – Mineralöl kann Vitamin E zerstören. Und da der Körper das Öl nicht aufnimmt, bleibt das Vitamin E daran gebunden und wird mit dem Öl ausgeschieden.

- **Margarine und Pflanzenöl.** Heute ist der übermäßige Verzehr von mehrfach ungesättigtem Fett die Hauptursache des Vitamin-E-Mangels. Das ist sicherlich auf den Cholesterinrummel zurückzuführen. Dabei wissen wir heute genau, daß mehrfach ungesättigte Fettsäuren die Cholesterinablagerung in den Arterien nicht verhindert. Im Gegenteil – verschiedene Forscher haben bei Menschen, die nur vierzig Wochen lang Pflanzenöl verzehrten, Vitamin-E-Mangel festgestellt. Wenn Sie also Ihre volle Kraft behalten und die Grenze Ihrer Leistungsfähigkeit weiter hinausschieben wollen, müssen Sie sich klarmachen, daß Diätmargarine und Pflanzenöl die Vitamin-E-Reserven nach und nach abbauen und schließlich ernste Mangelzustände auslösen können.
- **Östrogen.** Die Einnahme empfängnisverhütender Mittel verringert nachweislich den Vitamin-E-Gehalt des Serums. Das gleiche gilt offenbar für Östrogengaben während der Menopause. In diesem Zusammenhang verweise ich auf einen Artikel in der »Medical Post«, in dem es heißt, die Östrogentherapie habe keine positive Wirkung auf die seelischen Probleme in der Menopause.
- **Eisen.** Gegen Anämie verschreibt der Arzt meist Eisenkapseln. Aber wir wissen seit langem, daß Eisen sowohl Vitamin E wie auch Vitamin C zerstört. Außerdem geht die Anämie nicht auf Eisenmangel zurück, sondern hat ganz andere Ursachen.
- **Allgemeiner Vitamin- und Mineralmangel, wenn die Kost zuwenig Obst, Salate und Gemüse enthält.** In diesem Fall kommt es zu Defiziten an B-Vitaminen (vor allem an Vitamin B_1, B_5 und B_6), Vitamin C, Zink, Kupfer und Magnesium.
- **Folsäuremangel.** Er ist einzig und allein darauf zurückzuführen, daß Sie zuwenig frisches Obst, Salate und Gemüse essen.
- **Eine Überdosis Vitamin B_{12}** zerstört Folsäure.

- **Vitamin-E-Mangel.** Die Hauptursache ist der Verzehr von Margarine oder Pflanzenöl oder die Einnahme der »Pille«.
- **Eisenüberschuß** zerstört ebenfalls Vitamin E. Darum sollten Sie auf keinen Fall Eisentabletten einnehmen, wenn Sie an Anämie leiden. Sie können Ihren Zustand nur verschlimmern. Nur eine SonnenKost kann Sie von Anämie befreien. Gehen Sie also auf der Stelle zum Gemüsehändler!

Kapitel 5

Mineralien und maximale Muskelleistung

Vitamine sind nicht die einzigen Substanzen, die Sie benötigen, um in Höchstform zu kommen. Auch Mineralien spielen eine große Rolle. Darum ist es für Sie von entscheidender Bedeutung, Ihren Vitamin- und Mineralstoffbedarf zu decken. Wenn Sie es nicht tun, besteht die Gefahr, daß die Zellen des Gehirns und der Nerven sowie die Muskeln nicht genügend Nährstoffe bekommen. Magnesium-, Kalzium- und Kaliummangel beeinträchtigen die Konzentrationsfähigkeit, verringern die geistige Aufnahmefähigkeit und schwächen das Gedächtnis. Der Geist ermüdet schnell; Sie werden ungewöhnlich reizbar, überarbeitet und deprimiert. Im Büro oder in der Schule lassen Ihre Leistungen so rasch nach, daß Sie erschrecken; und die Leute sagen: *»Der bringt's nicht mehr!«*

Das alles können Sie verhindern, wenn Sie sich auf eine mineralstoffreiche Kost aus Obst, Salaten und Gemüse umstellen. Auf diese Weise versorgen Sie sich mit Kalzium, Kalium und Magnesium. Die Drüsen- und Nervenstörungen legen sich, und eine Flut von Hormonen – natürlichen »Stimmungsmachern« – strömt ins Blut. Depressionen, schlechte Laune, Nervosität und körperliche Erschöpfung weichen einem Gefühl der Euphorie. Statt sich hundemüde zur Arbeit zu schleppen, werden Sie sich darauf freuen. Obendrein fühlen Sie sich in Bestform, nicht nur körperlich, sondern auch geistig. Sie werden Berge versetzen, Expeditionen in ferne Kontinente organisieren und die exotischsten Orte der Welt erforschen können. Was also könnte ein kleines Examen oder ein bißchen Schreibarbeit Ihnen ausmachen?

Wie kommt es, daß 95 % aller Sportler an Magnesiummangel leiden?

Magnesium ist das einzige Mineral im Blut, dessen Konzentration bei intensiver körperlicher Betätigung abnimmt. Ihre Zellen – auch die Muskelzellen – haben einen so großen Magnesiumbedarf, daß die Vorräte schnell aufgebraucht sind. Anhaltende Müdigkeit und Krämpfe sind dann unvermeidlich. Das ist gefährlich, so daß Sie unbedingt auf folgende Punkte achten müssen:

- Wenn Sie viel **Salz** zu sich nehmen, schwitzen Sie Magnesium in beträchtlichen Mengen aus. Das überschüssige Natrium nimmt die Stelle des verlorenen Magnesiums ein und macht Sie müde und anfällig für Krämpfe.
- Wenn Sie **Alkohol** trinken – selbst wenn es sich nur um ein paar Gläser Bier handelt –, kann der Darm kein Magnesium mehr absorbieren.
- Wenn Sie an chronischem Vitamin-B-Mangel leiden, weil Sie **Dosennahrung,** Fett und Zucker essen, geht die Magnesiumaufnahme im Darmtrakt erheblich zurück. Zudem sind diese Nahrungsmittel arm an Magnesium, was Ihr Problem noch verschlimmert.
- Wenn Sie ein **Eiweißfanatiker** sind (und welcher Bodybuilder wäre das nicht?), scheiden die Nieren große Mengen Magnesium aus. Wie wollen Sie in ein paar Jahren schwere Gewichte heben, wenn Ihre Muskeln steif und verkrampft sind?
- Wenn Sie **Kalzium-Ergänzungspräparate** einnehmen (Austernschalen, Knochenmehl, Kalziumpulver usw.), erschöpfen Sie Ihre Magnesiumreserven rasch. Der Körper scheidet nämlich das inaktive Kalzium in diesen Produkten aus, und zwar vor allem dadurch, daß er es ans Magnesium bindet. Seien Sie also vorsichtig mit diesen Präparaten, oder Sie werden bald an Kalziummangel leiden!
- Wenn Sie als »zusätzliche Magnesiumquelle« **Dolomittäfelchen** schlucken, verschlimmern Sie Ihren Mangelzustand noch. Der Körper kann das inaktive Magnesium nicht aufnehmen. Und Ihre Aussichten auf einen Zusammenbruch oder gar einen

Herzanfall steigen gewaltig! Alle Magnesiumtabletten gefährden Ihre Gesundheit und verschlimmern nur den Mangelzustand.

- Wenn Sie **Gemüse** essen, das nicht organisch angebaut worden ist, nehmen Sie weniger Magnesium zu sich. Die meisten Böden sind durch Düngemittel derart ausgelaugt, daß sie nur noch sehr wenig Magnesium enthalten. Versuchen Sie deshalb, sich organisch angebautes Gemüse zu beschaffen.
- Wenn Sie **Entwässerungstabletten** schlucken, um abzunehmen, schwemmen diese Medikamente eine Menge Magnesium aus dem Körper. Können Sie sich vorstellen, daß Sie in ausgetrocknetem Zustand und mit Magnesiummangel in Höchstform kommen? Ich kann es mir nicht vorstellen!
- Wenn Sie an Magnesiummangel leiden – und es ist ziemlich sicher, daß Sie ebenso daran leiden wie die meisten anderen Sportler –, müssen Sie zuerst den Verzehr von **Milch und Milchprodukten** einstellen. Das darin enthaltene Eiweiß und Kalzium sowie Vitamin-D-Zusätze binden nämlich Magnesium und werden mit ihm ausgeschieden.
- Wenn Sie **synthetisches Vitamin D** einnehmen – in der Annahme, die Knochen zu stärken –, befinden Sie sich leider im Irrtum. Dieses Vitamin verbindet sich hauptsächlich mit Magnesium und schwächt die Knochen und die Zähne. Aber es läßt Ihnen noch soviel Energie, daß Sie sich die Tränen abwischen können!

Wie Sie sehen, ist Magnesiummangel aus den erwähnten Gründen sehr verbreitet, und man darf ihn keinesfalls verharmlosen. Anhaltender Mangel führt zu überreizten Nerven, Magengeschwüren, Muskelkrämpfen und einem deutlichem Konditionsrückgang. Wenn Sie aufhören, Magnesiumtabletten einzunehmen, verschwinden die Krämpfe schnell. Und wenn Sie Lebensmittel essen, die viel Magnesium enthalten, nimmt Ihr Leistungsvermögen bald wieder zu, weil das Magnesium in den Früchten, Salaten und im Gemüse die Muskelkontraktionen sehr stark anregt. Wenn Sie in der Leichtathletik, im Fußball, Schwimmen, Radfahren, Skifahren, Tennis oder Bodybuilding Höchstleistungen erbringen wollen – und wer wollte das nicht? –, müssen Sie darauf achten, Lebensmittel zu essen, die viel Magnesium enthalten:

A. Früchte

Ananas	Erdbeeren	Papayas
Äpfel	Feigen	Passionsfrüchte
Aprikosen	Johannisbeeren	Pfirsiche
Avocados	Mandarinen	Pflaumen
Bananen	Mangos	Stachelbeeren
Brombeeren	Orangen	

B. Gemüse

Blumenkohl	Grünkohl	Spargel
Brokkoli	Karotten	Steckrüben
Chicorée	Kohlrabi	Steckrübenblätter
Chinakohl	Rosenkohl	Schwarzwurzeln
Endivien (süß)	Rotkohl	Weißkohl

Magnesium wirkt der Übersäuerung des Körpers während eines Wettkampfes entgegen. Das bedeutet, daß Sie erst gegen Ende eines Marathonlaufs, eines Triathlons, eines Fußballspiels usw. Probleme mit der Milchsäure bekommen – oder gar nicht. Außerdem haben Sie mehr Stehvermögen, weil Magnesium an der Bildung des energiereichen ATP (Adenosintriphosphat) und CP (Creatinphosphat) beteiligt ist.

Wenn Sie Schachfan, Billiardspieler, Golfspieler oder auch Neurochirurg sind, brauchen Sie ein enormes Konzentrationsvermögen. Sie können es sich nicht erlauben, während einer Schädeloperation eine Vene unkorrekt zu verbinden oder bei der Schachweltmeisterschaft Ihre Dame in Gefahr zu bringen. Nur unter optimalen Bedingungen kann Ihnen die Kommunikation zwischen dem Gehirn und den Muskeln den Sieg bringen. Magnesium ist dabei sehr wichtig; denn wenn Sie mit diesem hell brennenden Metall nicht ausreichend versorgt sind, ist das Nervensystem stärker beeinträchtigt, als Sie es für möglich halten. Langsam stellen sich vage Beschwerden ein, zum Beispiel Nervosität oder Konzentrationsschwäche. Manchmal fühlen Sie sich benommen, und Ihr Interesse an härterem Training oder an einer Stärkung Ihres seelischen Stehvermögens erlischt.

Wenn Sie an diesem Punkt darauf beharren, ein Eiweißfanatiker zu bleiben (wie die meisten Bodybuilder), weicht Ihre Kondition schnell der Übererregbarkeit, der Unentschlossenheit, der ständig zunehmenden Angst und ausgeprägten Depressionen.

Unter diesen Umständen gehen selbst Spitzensportler unter. Kämpfen Sie dagegen an, so hart Sie können, und befolgen Sie die Ratschläge, die ich auf den vorhergehenden Seiten zusammengefaßt habe. Dann schöpfen Ihre Nerven- und Gehirnzellen bald neue Kraft; Sie fühlen sich entspannter, und Ihr Wohlbefinden nimmt zu, weil Sie die Antwort auf Ihr Problem gefunden haben. Wenn Sie SonnenKost essen, die viel aktives Magnesium enthält, verschwinden der Druck im Kopf und das benommene Gefühl im Gehirn.

Sportlerinnen, die während der Menstruation an Krämpfen, Apathie und Muskelschwäche leiden, können von Magnesium ebenfalls profitieren.

Zwischen der Magnesiumaufnahme und der Lebenserwartung besteht ein Zusammenhang. Wenn Sie vorzeitig sterben, haben Sie Ihr »wahres Alter« nicht erreicht. Darum ist es alarmierend, daß viele Herzpatienten und Nierenkranke entwässernde Medikamente bekommen, die Magnesium aus dem Körper schwemmen. Allein dies kann zu einem tödlichen Herzstillstand führen. Dann ist der Zusammenhang zwischen dem frühen Tod und dem Magnesiummangel eindeutig. Sorgfältige wissenschaftliche Forschungen haben darüber hinaus gezeigt, daß Magnesium das Auftreten von Alterssymptomen beträchtlich hinauszögert. Unter anderem wirkt es der Prostatavergrößerung entgegen und hält das Herz in Schwung, so daß es nahezu vollständig vor dem gefürchteten Infarkt geschützt ist. In unserer biologisch degenerierten Gesellschaft müssen Sie unbedingt darauf achten, genügend Magnesium aufzunehmen und Mangelzustände zu beseitigen.

Zink ist wichtiger als Eisen

Ihr Körper verwertet Zink viel besser als Eisen. Analysen haben gezeigt, daß wir das Element Zink auf keinen Fall ignorieren dürfen. In den Haaren befindet sich bis zu zwanzigmal mehr

Zink als Eisen! Und da die Zusammensetzung der Haare unmittelbar von der Zusammensetzung des Blutes abhängt, ist dies ein überzeugender Beweis dafür, daß Zink wichtig ist.

Zinkmangel ist weit verbreitet und vor allem auf falsche Eß- und Trinkgewohnheiten zurückzuführen. Wenn Sie beispielsweise Alkohol trinken, scheidet der Körper zuviel Zink aus. Fett, Honig, Zucker, Sirup und Melasse verschlimmern den Zinkmangel; sie alle enthalten kein Zink. Auch die »Pille« reduziert die Zinkreserven.

Außerdem wissen wir, daß das Kupfer im Trinkwasser (es stammt aus Kupferrohren) den Zinkvorrat des Körpers verringert; denn Kupfer ist eine giftige Substanz, die hauptsächlich an Zink gebunden und ausgeschieden wird.

Sie benötigen Zink, um Getreide zu verdauen. Zudem löst der Verzehr von Getreide eine Insulinreaktion aus, und da Zink ein Bestandteil von Insulin ist, kann der übermäßige Verzehr von Getreideprodukten einen Zinkmangel hervorrufen.

Getreide enthält zwar Zink in mittleren Mengen; aber es enthält auch Phytinsäure, die die Zinkabsorption herabsetzt. Wenn Sie also glauben, Sie könnten Ihren Zinkbedarf decken, indem Sie sich von Weißbrot auf Vollkornbrot umstellen (das zehnmal soviel Zink enthält), befinden Sie sich in einem grundlegenden Irrtum. In den Hülsen des Vollgetreides befindet sich immer Phytin, und darum ist es dem Körper nahezu unmöglich, diese Nahrungsmittel zu verdauen.

Im Gegensatz dazu sind Früchte ein leicht verdaulicher Zinklieferant. Sie enthalten außerdem reichlich Vitamin C, das die Absorption von Zink und anderer Minerale erheblich vergrößert. Wenn Sie viel frisches Obst essen, können Sie Ihren täglichen Zinkbedarf bereits zur Hälfte decken. Darum spielt Obst eine entscheidende Rolle in Ihrer Höchstleistungskost.

Was sind die Symptome von Zinkmangel?

Die häufigsten Anzeichen sind weiße Flecke auf den Fingernägeln. Wenn Sie sich auf eine zinkreiche Obst-Salat-Gemüse-Kost umstellen, verschwinden diese Flecke zwar nicht, aber sie wachsen heraus. Das kann allerdings bis zu sechs Monaten lang dauern. Diese weißen Flecke zeigen sich auch bei Frauen, die empfängnisverhütende Mittel einnehmen, da bei ihnen der Kupfergehalt des Serums steigt und der Zinkgehalt fällt. Frauen mit langen Fingernägeln müssen ein Jahr lang warten, bis sie die weißen Flecke los sind; denn ein Nagel wächst etwa einen zehntel Millimeter am Tag. Meist sind die Fingernägel bei Frauen schwächer als bei Männern, und wenn sie die »Pille« schlucken, werden die Nägel noch dünner. Schwache oder dünne Nägel können Sie nur durch SonnenKost und zusätzlichen Schwefel in Form von Eigelb stärken.

Wie wirkt sich Zinkmangel auf die Kondition aus?

- **Verletzungen heilen langsamer.** Angenommen, eine Ihrer Zehen blutet, oder Sie schneiden sich in den Finger oder verletzen sich auf andere Weise. Das bedeutet, daß Sie sich nicht mehr in Höchstform befinden; denn Ihre Schuhe sind voll Blut, Sie können den Tennisschläger nicht mehr richtig halten und so weiter. Wenn Sie so schnell wie möglich geheilt sein möchten, ist eine ausreichende Versorgung mit Zink unerläßlich. Bei Patienten mit schweren Verbrennungen kann dies eine Frage von Leben und Tod sein. Die Schmerzen in den verbrannten Körperteilen lösen einen so starken Streß aus, daß die Nieren Zink in großen Mengen ausscheiden. Bei Kindern mit Verbrennungen ist die SonnenKost besonders wichtig; denn sie benötigen Zink für ihr Wachstum. Zink sorgt auch dafür, daß die Narben so klein wie möglich bleiben.
- **Geschmacksverlust.** Als Sportler sind Sie darauf angewiesen, Ihren höheren Energiebedarf durch ausreichendes Essen zu decken. Wenn Sie nun durch Zinkmangel einen Teil Ihres Geschmacks- oder Geruchssinnes einbüßen, verlieren Sie auch den Appetit, weil das Essen wie Sägespäne schmeckt. Zum Ausgleich streuen Sie dann Salz oder andere starke Gewürze auf die Speisen, wodurch Sie den Verdauungsorganen noch größeren Schaden zufügen. Das Essen liegt Ihnen dann wie Blei im Magen.

- **Haut- und Haarprobleme.** Selbstverständlich möchten Sie, daß andere Ihren sportlichen Körper bewundern. Zinkmangel kann Dehnungsmale in der Haut hinterlassen. Das ist das Letzte, was Sie sich als Bodybuilder wünschen. Vor allem Hüften, Schenkel, Bauch, Brust und Schultern sind anfällig. Bei jungen Frauen können diese Male auch an den Brüsten auftreten, so daß sie sich nicht mehr »oben ohne« an den Strand trauen. Meist haben diese Frauen auch schwache Fingernägel, und ihr Haar ist brüchig und arm an Pigment. Zink gibt den Haaren eine vollere, dunklere Farbe. Wir wissen, daß karottenrotes und verwaschenes Haar einen brünetten Ton annimmt, wenn die Betroffene ihre Ernährung umstellt.

- **Schwierigkeiten während der Narkose.** Wenn Sie an Zinkmangel leiden, ist es schwierig, Sie vor einer Operation einzuschläfern. Der Zahnarzt schafft es womöglich überhaupt nicht, Sie örtlich zu betäuben! Sie sollten den Zinkmangel beseitigen, bevor es zu solchen Problemen kommt. Nicht nur weil Zinkmangel Sie anfälliger für Schmerzen und Schockzustände macht, sondern auch weil Sie stärker bluten und Verletzungen langsamer heilen.

- **Abnorme Müdigkeit.** Zinkmangel kann zu extremer Müdigkeit und Kopfschmerzen führen, da die Durchblutung im ganzen Körper gestört ist. Obst, Salate und Gemüse sind die besten Heilmittel!

- **Fehlgeburten.** Für eine Frau ist der erfolgreiche Abschluß der Schwangerschaft eine Höchstleistung. Wenn Ihnen aber oft schlecht wird (»Morgenübelkeit«), gefährden Sie Ihr ungeborenes Kind, da Sie an Zink- und Vitamin-B_6-Mangel leiden. Beide Wirkstoffe sind von größter Bedeutung für die Entwicklung des Kindes, und darum werden Ihre Reserven schneller aufgebraucht. Kinder, deren Mütter an Zinkmangel leiden, bleiben zurück und haben in allen Bereichen des Lebens Anpassungsschwierigkeiten. In schweren Fällen können Zink- und Vitamin-B_6-Mangel zu Fehlgeburten führen. Richtige Ernährung ist also für Mutter und Kind unerläßlich.

Die Durchschnittskost enthält wenig Mineralien, da sie frisches Obst, Salate und Gemüse vernachlässigt. Das zeigen die folgenden Tabellen.

Tabelle A

(Angaben in Milligramm)

100 Gramm	Kalzium	Eisen
Vollreis	24	2,7
Vollkornbrot	20	2,5
Äpfel	10	0,3
Orangen	40	0,3
Sojabohnen	200	4,5
Schweinefleisch	12	2,0

Wenn Sie sich diese Tabelle ansehen, könnten Sie meinen, Sie müßten viel Vollreis und Schweinefleisch essen, um genügend Eisen aufzunehmen. Aber nun wandeln wir die Tabelle so ab, wie wir es schon einmal getan haben, als es um Vitamin B_1 und B_2 ging. Wir berücksichtigen, daß die Hälfte des Kalziums und des Eisens durch die Zubereitung verlorengeht. Das Ergebnis sieht dann so aus:

Tabelle B

(Angaben in Milligramm)

1000 Kilojoule	Kalzium	Eisen
gekochter Vollreis	10	0,9
Vollkornbrot	12	1,4
Äpfel	60	1,9
Orangen	230	1,7
gekochte Sojabohnen	60	1,4
Schweinebraten	5	0,9

Aus dieser Tabelle können Sie deutlich ersehen, daß frisches Obst viel mehr Mineralien enthält, als Sie geglaubt haben. Frische Früchte sind sogar die beste Nahrung, wenn Sie eine maximale Muskelleistung anstreben. Vor allem aktive Frauen sollten etwas aus dieser Tabelle lernen. Sie leiden nämlich sehr oft an Kalzium- und Eisenmangel. Wenn Sie diesem Zustand durch Eisendragées und Kalziumtabletten abzuhelfen versuchen, verschlimmern Sie ihn nur; denn diese Präparate enthalten inaktive Substanzen. Das einzige Heilmittel ist frisches Obst, Salate und Gemüse. Diese enthalten Kalzium und Eisen in überreichlichen Mengen. Nur so können Sie der Osteoporose (dem Verlust von Knochenmasse durch Zerstörung der Knochensubstanz) vorbeugen. Die meisten Frauen haben bereits ein Drittel ihrer gesamten Knochenmasse verloren, wenn sie fünfzig oder sechzig Jahre alt sind. Ihre Knochen sind dann so brüchig, daß sie schon geringen Belastungen nicht mehr standhalten. Bringen Sie diesen Prozeß jetzt zum Stillstand, indem Sie kalzium- und eisenreiches Obst, Salate und Gemüse essen!

Warum ist eine ausreichende Versorgung mit Eisen für Sportlerinnen wichtig?

- Während der Menstruation verlieren Sie 10 bis 25 Milligramm Eisen. Wenn Sie nicht genügend Obst, Salate und Gemüse essen, dauert es vier Wochen, bis Sie diesen Verlust aufgeholt haben – und dann beginnt der Kreislauf von vorn.
- In der Schwangerschaft und während des Stillens steigt Ihr Eisenbedarf auf 600 bis 1000 Milligramm am Tag. Medizinische Studien belegen, daß nur 5 % der schwangeren Frauen einen normalen Eisenstoffwechsel haben!
- Früchte enthalten Eisen in einer Form, die leichter verwertbar ist als das Eisen in allen anderen Nahrungsmitteln. Sie enthalten nämlich auch Vitamin C, und dieses Vitamin verhindert die Oxidation des Eisens, so daß der Organismus es leichter assimilieren kann. Man könnte sagen, Früchte machen Sie stark wie Eisen!

Wie profitiert der weibliche Körper von Rohkost?

Die »rohe Energie« in der SonnenKost eröffnet der Frau gewaltige Möglichkeiten, was die Verbesserung ihrer Lebensqualität angeht. Nach sechs Wochen SonnenKost sieht sie zehn Jahre jünger aus. Eine zweijährige Früchte-Salate-Gemüse-Diät krempelt den Körper einer Frau vollständig um: Typische Probleme wie Zellulitis, vormenstruelle Spannungen und Reizbarkeit während der Menopause verschwinden bei Rohkosternährung ohne Tabletten und ohne Schönheitsoperationen. Noch auffälliger ist, daß schon nach drei Monaten SonnenKost keine starken Monatsblutungen mehr vorkommen, so daß der Eisenverlust fast auf Null zurückgeht!

Unmöglich? Keineswegs. Viele Frauen berichten, daß sich ihre Gesundheit erheblich gebessert hat, wenn sie mein Ernährungsprogramm lange genug – mindestens drei Monate lang – befolgen. Sie haben weniger Menstruationsschmerzen und kürzere Blutungen. Bei einigen sind die körperlichen Veränderungen so drastisch, daß sie es gar nicht merken, wenn ihre Menstruation beginnt. Bei anderen schrumpft eine sechs- bis siebentägige schwere Menstruation auf einen oder zwei Tage zusammen. Manche Frauen, die auf Fleisch, Milchprodukte und Nüsse verzichten, haben überhaupt keine Menstruation mehr und sind dennoch völlig gesund!

Wie sind diese sensationellen Veränderungen zu erklären?

Sie gehen auf die Wirkung des Vitamin C und der Bioflavonoide in den Zitrusfrüchten zurück, die die Kapillaren stärken. Der britische Gynäkologe *Dr. Clementson* hat herausgefunden, daß die winzigen Blutgefäße im Körper der Frau jeden Monat nach der Ovulation schwächer werden. Das gleiche geschieht noch einmal, aber viel deutlicher, einige Tage vor der Menstruation. Er stellte außerdem fest, daß Frauen mit starken Monatsblutungen viel schwächere Blutgefäße haben, als es der Norm entspricht. Jetzt wissen wir, wie man die Menstruation lindert und sie sogar zum Verschwinden bringt. Vitamin C und Zitrus-Bioflavonoide sind hochwirksame Stärkungsmittel für die kleinsten Blutgefäße.

Ich habe zahlreiche Studien zu diesem Thema durchgeführt, und mir scheint, es ist notwendig, täglich drei bis fünf Orangen zu essen. Frauen mit schwerer Menstruation haben festgestellt, daß ihre Menstruation nach drei bis vier Monaten nur noch einen oder zwei Tage lang dauert, wenn sie diesen Rat befolgen. Und wenn sie weiter Orangensaft tranken und ihren Fett- und Eiweißkonsum einschränkten, blieb die Menstruation schmerzlos und kurz.

Kann die Menstruation tatsächlich ganz verschwinden? Es ist zwar unglaublich, aber wahr! Dieses Phänomen, das allen Theorien der Schulmedizin widerspricht, ist ein Beweis dafür, daß Menstruationen und Menstruationsbeschwerden nicht natürlich sind, sondern nur auftreten, wenn die Frau Fleisch und Fett verzehrt, anstatt wie ihre Vorfahren von Früchten, Salaten und Gemüse zu leben. Mehr noch – diese Tatsache stellt alle unsere Ansichten über den weiblichen Fortpflanzungzyklus auf den Kopf und verschafft Spitzensportlerinnen einen großen Vorsprung gegenüber jenen Konkurrentinnen, die meine Ernährungsempfehlungen nicht befolgen. Keine Menstruation mehr – das bedeutet auch, keine Menstruationsschmerzen und kein Blutverlust mehr. Außerdem steigen die Zink- und Eisenreserven des Körpers, weil die Nahrung überreichlich Eisen, Zink und andere Mineralien enthält.

Eine Sportlerin kann also ohne Unterbrechung durch die »kritischen Tage« trainieren. Welche Spitzensportlerin würde ihre Ernährung nicht umstellen, nur um dies zu erreichen – ganz zu schweigen von all jenen Frauen, die sich während der Menstruation schwach und deprimiert fühlen?

Wie können Sie Ihre Menstruation loswerden?

Indem Sie für eine reichliche Zufuhr von Karotin sorgen, das der Körper in Vitamin A umwandelt. Das hat eine Forschergruppe an der Rutgers-Universität in New Jersey kürzlich bewiesen. Die Mediziner untersuchten einige Frauen, die praktisch nur rohes Gemüse, vor allem Karotten, aßen und nicht menstruierten. Keine dieser Frauen aß Fleisch, und alle waren in ausgezeichneter Verfassung. Obwohl sie nicht menstruierten, waren sie alle fruchtbar und besonders empfängnisfähig. Als das Beta-Karotin aus ihrer Kost entfernt wurde, begannen sie nach einiger Zeit wieder zu menstruieren. Nachdem sie zu ihrer karotinreichen Rohkost zurückgekehrt waren, kam die Menstruation erneut zum Erliegen.

Welche Erklärungen gibt es dafür?

Beta-Karotin und Vitamin C stärken die kleinsten Blutkapillaren in unglaublichem Ausmaß und machen ihre Wände viel durchlässiger. Das bedeutet, daß Mineralien, Vitamine, Enzyme und körperaufbauende Substanzen die feinsten Blutgefäße erreichen, so daß sie schneller repariert werden können. Dadurch sind Sie besser denn je vor Blutungen geschützt, und wenn Sie doch einmal bluten, hört die Blutung sehr schnell wieder auf.

Die Menstruation verschwindet vollständig, oder sie ist so schwach, daß Sie sie kaum bemerken. Außerdem verschwinden Beschwerden wie Kopfschmerzen, Krämpfe, Übelkeit, Arbeitsunfähigkeit, Schwäche und abnorme Müdigkeit, weil Karotten dank ihres hohen Kalium- und Magnesiumgehaltes eine ungewöhnlich revitalisierende Wirkung auf die Muskeln und das Nervensystem haben. Was könnte besser sein?

Folgende Lebensmittel enthalten reichlich Beta-Karotin:

A. Gemüse

Brokkoli	Karotten	Grünkohl
Endivien	Kopfsalat	Tomaten
		Steckrübenblätter

B. Früchte

Aprikosen	Kirschen	Papayas
Brombeeren	Mandarinen	Pfirsiche
schwarze Johannisbeeren	Mangos	
	Melonen	

Kann Beta-Karotin die Kondition verbessern?

Bei einer Sportlerin zweifellos; denn sie hat ja keine Menstruation mehr. Aber auch ein Sportler profitiert davon; denn Beta-Karotin erleichtert die Atmung erheblich, weil es die Schleimhäute gesund erhält und die Lungenkapazität verbessert. Wie Sie sehen, nützt dieses »Supervitamin« beiden Geschlechtern, und darum darf es auf Ihrem Speiseplan keinen einzigen Tag fehlen. Es erhöht Ihr Leistungsvermögen mit Sicherheit.

Kapitel 6
Kalium als Zellregenerator

Eine der wichtigsten Aufgaben der lebenden Zelle ist die Entnahme von Kalium aus dem Blut. Natrium, das für die optimale Funktion der Zelle mehr oder weniger unnötig ist, veranlaßt die Zelle, Kalium ans Blut abzugeben. Es ist einleuchtend, daß dies zu Störungen führen kann, wenn Ihre Nahrung wenig Kalium, aber sehr viel Natrium enthält. Die Zellen müssen gegen das Natrium ankämpfen, das ihnen ständig Kalium wegnimmt. Doch dafür sind die Zellen nicht eingerichtet, und darum verlieren sie einen großen Teil ihrer Widerstandskraft. Deshalb übermannt sie schließlich die Erschöpfung, und sie beginnen, Natriumionen aufzunehmen, und sie werden krank. Natriumüberschuß und Kaliummangel zur gleichen Zeit verschlimmern die Zellkrankheit. Die völlig erschöpften Zellen nehmen nun immer mehr Natrium auf, bis ihre Widerstandkraft derart geschwächt ist, daß sie den Kampf aufgeben müssen. Dann schwinden Zellaktivität und Vitalität – und jeder kann es Ihnen ansehen!

Wie können Sie dem vorbeugen?

Nehmen Sie niemals Salz zu sich, und sorgen Sie für ausreichende Kaliumzufuhr durch frisches Obst, Salate und Gemüse. Dann nehmen Sie fünfzigmal mehr Kalium als Natrium auf. Dieses günstige Verhältnis erlaubt die vollständige Regeneration der Zellen. Das Zellpotential des ganzen Körpers erreicht einen neuen Höhepunkt. Abnorme Müdigkeit, Herzklopfen und viele andere Störungen verschwinden. Alle Funktionen in der Zelle und in ihrer Umgebung laufen jetzt schneller und lebhafter ab:

- **Kaliumreiche Kost** verjüngt das Gewebe, macht es wieder geschmeidig und sorgt dafür, daß verbrauchte Zellen schneller beseitigt werden.
- **Verletzungen** heilen rascher, weil Kalium beschädigte Kapillare repariert.
- Kalium stärkt die **Muskeln,** indem es das Zellpotential erhöht und die Selbstheilungskräfte anregt.
- **Wasseransammlungen** und Schwellungen, die auf Verletzungen zurückgehen, heilen dank SonnenKost sehr schnell.
- Kalium hat eine positive Wirkung auf die **Zellatmung.** Infolgedessen nehmen die Zellen mehr Sauerstoff auf, und Ihre Kondition verbessert sich.
- Bei extremer Hitze schützt Kalium vor einem **Hitzschlag.** Wenn Sie Salztabletten lutschen, müssen Sie bei warmem Wetter mit Schwierigkeiten rechnen.

Traditionell werden folgende Kalium-Tagesmengen empfohlen:

	Nichtsportler	**Sportler**	**Genesende**
Natrium	3 g	3–10 g	5–12 g
Kalium	2 g	2–4 g	4 g

Die neuen Werte für Sportler lauten:

Natrium	etwa 200–1000 mg
Kalium	etwa 8 g

Wenn Sie die Tabellen genau vergleichen, fällt Ihnen der Unterschied zwischen den beiden Auffassungen ins Auge. Nach neuesten Forschungen müssen Sie Ihren Salzkonsum um das Zehn- bis Zwanzigfache reduzieren, und Ihre Kaliumaufnahme sollte dreimal so hoch sein.

Kaliummangel kann tödlich sein. Aber in der Regel treten solche tragischen Todesfälle nicht unvermittelt ein. Vorläufer sind Muskelkrämpfe und Schmerzen in der Brust. Das sind ernste Warnsignale eines möglichen Kaliummangels. Wenn das Opfer nicht sofort etwas Obst ißt, riskiert es sein Leben; denn irreguläre Kontraktionen des Herzmuskels können zum Herzstillstand führen.

Für diese plötzlichen Todesfälle gibt es mehrere Ursachen:

- **Chronischer Durchfall.** Dafür gibt es wiederum verschiedene denkbare Ursachen, zum Beispiel verunreinigte Nahrung, Nervosität vor einem Wettkampf, Kaffee, Alkohol, Milch oder Milchprodukte und so weiter. Die Folge ist stets die gleiche: Sie verlieren große Mengen Kalium und andere Mineralien.
- **Diuretika.** Harntreibende Mittel werden häufig von Gewichthebern, Bodybuildern, Judokas, Boxern usw. angewandt, um rasch das erforderliche Kampfgewicht zu erreichen. Sie übersehen jedoch, daß sie dabei eine gewaltige Menge Kalium verlieren. Zusammen mit dem Wasserverlust kann dies zu einem Leistungsrückgang von 15 bis 50 % führen.
- **Medikamente und Antibiotika.** Meist beginnt es so: Sie fühlen sich eine Woche vor dem Wettkampf nicht ganz wohl. Sie stopfen Medikamente in sich hinein und glauben, Sie seien in Rekordzeit wieder gesund. Aber es kommt anders! Wenn Sie Medikamente einnehmen, scheiden Sie noch mehr Kalium aus. Infolgedessen fühlen Sie sich viel weniger fit; Sie sind schwach und gereizt. Mehr noch – Sie haben das Gefühl, daß Ihnen »die Nerven durchgehen« und auch die Muskeln nicht mehr so reagieren, wie sie sollten. In diesem Zustand ist es töricht, an einem Wettkampf teilzunehmen. Sorgen Sie dafür, daß Sie nie in eine solche Situation geraten, und stellen Sie sich auf SonnenKost um. Sie werden dann nie mehr ernstlich krank sein!
- **Übertraining.** Sie wollen Ihre Kondition unter allen Umständen verbessern. Selbst beim wärmsten Wetter treiben Sie sich selbst bis an die Grenzen Ihrer Kraft. Dadurch erreicht Ihr Kaliummangel schwindelerregende Höhen, und Sie brechen zusammen. Die Ursache ist leicht zu verstehen. Jeder arbeitende Muskel erzeugt Wärme, selbst bei bitterster Kälte. Um eine Überhitzung zu verhindern, gibt der Muskel Kalium ans Blut ab, so daß die Blutgefäße sich ausdehnen. Das bedeutet, daß mehr

Blut durch die Gefäße fließen und die übermäßige Hitze wirksam verteilt werden kann.

Aus all diesen Gründen muß jeder Sportler seine Kaliumreserven regelmäßig auffüllen. Früchte sind dafür am besten geeignet. Vor allem Äpfel und Bananen sind reiche Kaliumquellen. Denken Sie immer an diese Regel; denn Sie kann Ihnen unter extremen Umständen das Leben retten.

Als Wissenschaftler vor einiger Zeit den Kaliumgehalt des Blutes bei 116 Läufern untersuchten, stellte sich heraus, daß etwa 40 % von ihnen zu niedrige Werte aufwiesen. Bei Fußballspielern war jeder zweite unterversorgt. Das war vor Saisonbeginn und bevor sie hart zu trainieren begannen. Später litten 67 Läufer, also mehr als 60 %, und 7 % der Fußballspieler an schwerem Kaliummangel.

Das zeigt, daß sich fast alle Sportler falsch ernähren und daß in ihrer Nahrung nicht genügend Kalium enthalten ist. Nur eine radikale Ernährungsumstellung kann daran etwas ändern. Und wieder muß ich meine Grundthese anbringen: Obst, Salate und Gemüse sind die Basis der Höchstleistung. Eine Kost, die viel Fett und Eiweiß enthält, kann den Kaliummangel nur verschlimmern. Ursache dafür ist eine erhöhte Schwefelsäure- und Salzsäureproduktion im Körper. Beide Säuren werden an Kalium gebunden und im Urin ausgeschieden – und Sie sind dem Zusammenbruch einen Schritt näher.

Wenn Sie sich die üblichen Nährstofftabellen ansehen, können Sie den falschen Eindruck gewinnen, Getreide enthalte ziemlich viel Kalium:

Nahrungsmittel	Kaliumgehalt pro 100 g
Äpfel	150 mg
Vollreis	210 mg
Weißbrot	100 mg

Wenn Sie aber den Kaliumgehalt pro tausend Kilojoule berechnen, fällt Ihnen sofort der gewaltige Unterschied zwischen Obst und Getreide auf:

Nahrungsmittel	Kalium pro 1000 kJ
Äpfel	900 mg
Vollreis	150 mg
Weißbrot	100 mg

Diese Tabelle zeigt eindeutig, daß Früchte fünf- bis zehnmal soviel Kalium enthalten wie Brot oder Reis, sofern die verzehrten Mengen den gleichen Brennwert haben. Und denken Sie auch daran, daß das im Reis und in Vollkornprodukten enthaltene Kalium durch Erhitzen und Zubereiten inaktiv wird. Darum enthält Obst in Wirklichkeit zehnmal soviel Kalium als Vollkornprodukte. Das erklärt, warum Sie als Sportler an Kaliummangel leiden. Wenn Sie sich aber auf Früchtekost umstellen, lösen Sie Ihre Probleme im Handumdrehen. Das Gefäßsystem wird wieder geschmeidig, die Zellen werden stärker, der Muskeltonus nimmt sprunghaft zu, die Leber entgiftet das Blut gründlicher, der Blutdruck fällt, und das Herz wird stärker. Und vor allen Dingen kann ich Ihnen ein gesünderes, strahlenderes Aussehen versprechen. Worauf warten Sie also noch?

Welche kaliumreichen Früchte sind für den Sportler am wichtigsten? Im Grunde sind alle Früchte wichtig. Aber wir sollten uns zwei davon genauer ansehen:

Äpfel

- Äpfel haben eine festere Struktur und sind daher schwerer verdaulich als andere Früchte. Darum müssen Sie sie sorgfältig auswählen.
- Wenn Sie mit bestimmten Apfelsorten Schwierigkeiten haben, probieren Sie andere Sorten aus. Zwischen süßen und sauren Äpfeln besteht ein großer Unterschied. Saure Äpfel sind leichter verdaulich als süße Granny Smith, Reinetten oder Golden Delicious.
- Der Saft aller Apfelsorten ist leicht verdaulich. Die meisten Äpfel sind auch in geriebener Form leicht verdaulich. Wenn Sie

sie nicht reiben, bekommen Sie möglicherweise bald Verdauungsstörungen, zum Beispiel Blähungen. Es ist daher besser, wenn Sie Ihre Äpfel reiben oder wenn Sie Apfelsaft trinken. Ihre Höchstform kann davon nur profitieren! Wenn Sie gewöhnt sind, wirklich gut zu kauen, können Sie natürlich auch ganze Äpfel zu sich nehmen.

Eine **ERNSTE WARNUNG** ist hier aber angebracht:

Wenn Sie während Ihrer Kindheit an Mineralmangel (also an einem Mangel an Fluor, Magnesium, Zink usw.) gelitten haben, kann der Zahnschmelz so weit geschädigt worden sein, daß er der Säure in Äpfeln, Orangen, Ananas und anderen sauren Früchten nicht standhält. Wenn Sie zum Beispiel zwei saure Äpfel am Tag essen, ist der Zahnschmelz nach einem Jahr möglicherweise irreparabel geschädigt. Darum müssen Sie saure Äpfel pressen und den Saft trinken. Dabei sollten Sie darauf achten, daß der Saft nicht die Zähne benetzt. Dann haben Sie nichts mehr zu befürchten; denn die freien Säuren, die aus Kohlenstoff, Sauerstoff und Wasserstoff bestehen, oxidieren im Körper unter dem Einfluß von Sauerstoff und werden von den Lungen in Form von Kohlensäure und von der Haut in Form von Wasser ausgeschieden. Die Metalle bleiben als hochaktive Ionen im Blut und bringen Sie in Bestform.

Bananen

Im Oktober 1987 schwamm der 1,85 Meter große und 148 Pfund schwere *Dave Scott* zweieinhalb Meilen, fuhr 110 Meilen mit dem Rad und lief 27 Meilen. Dabei nahm er zehn Bananen, ein paar Feigen und Wasser zu sich. Und er gewann diesen weltberühmten Triathlon zum sechstenmal. Das ist nicht verwunderlich; denn Bananen enthalten mehr Vitamine und Mineralien pro Gewichtseinheit als alle anderen Früchte. Darüber hinaus enthalten sie eine Menge Kalium, das die Muskeln benötigen, um Höchstleistungen zu vollbringen. Auch der Fruchtzucker und der Vitamin-B-Komplex machen Bananen zu einer Frucht, die jeder Sportler täglich verzehren sollte. *Dave Scott* ißt beispielsweise etwa fünfzehn Früchte am Tag, hauptsächlich Bananen. Als

Spitzensportler oder begeisterter Freizeitsportler müssen Sie dieses vorzügliche Lebensmittel (das die Natur in einen leicht zu transportierenden, biologisch abbaubaren Behälter verpackt hat) in reichlichen Mengen zu sich nehmen.

WARNUNG:

Bananen sind nicht leicht verdaulich. Wenn Sie fünf Bananen essen, bildet sich wahrscheinlich eine Menge Gas. Wenn Sie sie in wenig Wasser zwanzig Minuten lang kochen, sind sie leichter verdaulich. Dann können Sie zehn Bananen ohne Beschwerden essen. Alle Sportler, die gekochte Bananen essen, halten dies für die beste Methode, die Menge der verzehrten Bananen zu erhöhen.

Farbe der Banane	Stärke Gramm	Fruchtzucker Gramm
grün	14	7
gelbgrün	13	8
gelb	5	17
braun gesprenkelt (reif)	1	19
braun (überreif)	0	16

Kapitel 7

Nahrung, die Sie in Höchstform bringt

Cliff Young, ein 61jähriger Bauer aus Victoria, wurde 1964 zum australischen Nationalhelden, als er den Ultramarathon von Sydney nach Melbourne gewann – das sind 550 Meilen (885 km)! *Young* lag vom ersten Tag an in Führung; aber keiner seiner viel jüngeren Gegner hielt es je für möglich, daß er lange durchhalten könnte. Dennoch hatte er seinen Vorsprung am dritten Tag auf zwanzig Meilen ausgebaut, und mit seiner Siegeszeit von fünf Tagen, vierzehn Stunden und sechsunddreißig Minuten unterbot er den bisherigen Rekord auf dieser Strecke um zwei Tage!

Young ist Vegetarier und ernährt sich wie *Dave Scott*, der Weltmeister im Triathlon, ausschließlich von Obst, Salaten, Gemüse und Getreide. Beide Supersportler liefern den Beweis dafür, daß die Nahrung, die ihnen die meisten Vitamine und Mineralien liefert, sie unschlagbar macht und sie in die Lage versetzt, daß Unmögliche zu erreichen.

In der Küche der meisten Sportler werden viele Vitamine und Mineralien »umgebracht«, und mit ihnen geht die Höchstform dahin. Nehmen wir als Beispiel Spargel, ein teures Gemüse, das reich an Vitamin C ist. Die Hälfte der Vitamine geht verloren, wenn Sie den Spargel einen Tag lang bei Zimmertemperatur oder zwei bis drei Tage lang im Kühlschrank aufbewahren. Nach zwei Tagen bei 21 °C, einer ganz normalen Sommertemperatur, hat er ungefähr 90% seines Vitamin-C-Gehaltes verloren. Leb wohl, Kondition! Bei normaler Zimmertemperatur verlieren Kartoffeln etwa 15% ihres Vitamin-C-Gehalts im Monat. Das bedeutet, daß Ihr Kartoffelvorrat gegen Ende des Winters nichts mehr wert ist.

Da Vitamin C das empfindlichste Vitamin ist und Sie davon sehr profitieren können, empfehle ich Ihnen, Obst, Salate und Gemüse so schonend wie möglich zu behandeln. Retten Sie Ihre Kondition und Ihr Vitamin C!

Im einzelnen rate ich Ihnen:

- Kaufen Sie Obst, Salate und Gemüse so frisch wie möglich, am besten jeden Tag. Verpacken Sie das Gemüse gut in Plastiktüten, und legen Sie es in den Kühlschrank oder in den Keller. Nicht nur Wärme, sondern auch Sauerstoff und Licht zerstören Vitamin C.
- Benutzen Sie Pfannen mit fest aufliegendem Deckel. Dünsten Sie Gemüse so kurz wie möglich mit möglichst wenig Wasser. Je kürzer die Zubereitungszeit ist, desto besser sind Geschmack und Duft und desto höher ist der Vitamingehalt. Ich dünste Gemüse in einer gut verschlossenen Pfanne in Wasser, das höchstens einen Zentimeter hoch ist (chinesischer Wok).
- Essen Sie das Gemüse, sobald es gar ist. Halten Sie es vor allem nicht zu lange warm; denn es verliert rasch sein Vitamin B und C.
- Schütten Sie das Wasser nicht weg. Vitamin C ist wasserlöslich, und die Flüssigkeit in der Pfanne kann bis zu 50 % des ursprünglichen Vitamin C enthalten. Verwenden Sie sie für Suppen, oder trinken Sie sie zwanzig Minuten vor dem Essen. Sie können damit Ihre Vitamin-C-Aufnahme um 100 % steigern!
- Luft zerstört Vitamin C, und Wasser löst es auf. Darum sollten Sie Gemüse, Salate und Obst erst im letzten Augenblick vor dem Zubereiten in kleine Stücke schneiden. Weichen Sie Gemüse (Kartoffeln, Karotten, Spinat usw.) oder Obst (z. B. Erdbeeren) nie ein. Spülen Sie es unter laufendem Wasser ab, und lassen Sie es sofort trocknen.

Die goldenen Regeln des Dünstens

- Waschen Sie Salate und Gemüse unter dem laufenden Wasserhahn. Wenn möglich, schälen Sie es nicht.
- Gießen Sie nur so viel Wasser in die Pfanne, daß es höchstens einen Zentimeter hoch steht. Legen Sie einen Gemüsedünster

aus rostfreiem Stahl in die Pfanne, oder nehmen Sie einen Gartopf mit Siebeinsatz.

- Bringen Sie das Wasser zum Kochen, und geben Sie dann das Gemüse hinein.
- Decken Sie die Pfanne mit einem fest aufliegenden Deckel zu, und dünsten Sie das Gemüse, bis es beinahe gar (also noch knackig) ist.
- Verwenden Sie die verbleibende Flüssigkeit für Suppen oder Soßen. Noch besser ist es, wenn Sie sie zwanzig Minuten vor dem Essen trinken.*

Tabelle der Garzeiten für Gemüse

Gemüse	Garzeit in Minuten
Artischocken	20
Bambussprossen	25
Blumenkohl	20
grüne Bohnen	25
Brokkoli	20
Chicorée	20
Fenchel	20
Kartoffeln, ungeschält:	
kleine	20
große	40
Karotten (Scheiben)	15
Kohl	15
Kohlrabi	25
Kürbis	25
Lauch	10
Mais, jung	5
Mais, alt	10
Pastinaken	15

* Informationen über gut geeignete Gartöpfe, Wok, Entsafter, Wasserreiniger usw. erhalten Sie auf Anfrage vom Fit-fürs-Leben-Informationsdienst, Postfach 12 61, 27718 Ritterhude.

Tabelle der Garzeiten für Gemüse

Gemüse	Garzeit in Minuten
Rosenkohl	20
Rote Rüben	30
Schwarzwurzeln	20
Sellerie (Knollen)	25
Sellerie (Stangen)	20
Spargel	20
Spinat	3
Steckrüben	25
Zucchini	25
Zwiebeln	20

Anmerkung: Wenn Sie alten Mais länger als zehn Minuten dünsten, wird die Hülse des Korns zu hart.

Kräuter sind wichtig

Sie verleihen nicht nur Gemüsegerichten einen feinen Geschmack, sondern sie wirken sich sehr günstig auf die Verdauung aus. Darum ist es wichtig, daß Sie appetitanregende Kräuter verwenden, die zudem eine Verdauungshilfe sind.

Kräuter können manches Problem mit dem Essen lösen. Es ist beispielsweise keineswegs ungewöhnlich, daß Radfahrer während der Tour de France oder Skilangläufer drei- bis viermal so viele Kalorien zu sich nehmen wie Nichtsportler. Und da trainierende Sportler diesen enormen Energiekonsum oft tagelang, manchmal wochenlang durchhalten müssen, ist es für sie von größter Bedeutung, die Energiereserven des Körpers rasch aufzufüllen. Darum müssen sie große Mahlzeiten zu sich nehmen. Aber das ist bei harter körperlicher Arbeit nur schwer durchführbar; denn die Anstrengung stört das physiologische Gleichgewicht in einem solchen Ausmaß, daß Hunger und Durst unterdrückt werden. Außerdem sind

Langstreckenrennen und lange Wettkämpfe häufig mit seelischem Streß verbunden, was den Appetit ebenfalls verringert. Die Erfahrung hat gezeigt, daß dieser Appetitverlust sich vor, während und unmittelbar nach der schweren körperlichen Belastung einstellt. Unter diesen Umständen kann Ihr Appetit so schwach sein, daß Sie viel zu wenig essen. Dann gehen Ihre Energiereserven langsam, aber sicher so weit zurück, daß der Körper den Muskeln nicht mehr genügend Brennstoff zur Verfügung stellen kann.

Das ist äußerst gefährlich! Sie sind in diesem Zustand nicht nur anfälliger für Verletzungen, weil der ATP-Mangel Muskelkrämpfe hervorruft, sondern die steifen, schmerzenden Muskeln benötigen viel mehr Zeit, um sich zu erholen, da es ihnen an Mineralien, Vitaminen und Energie mangelt. Wenn Sie in dieser Verfassung weitermachen, müssen Sie mit Muskel- und Knochenschäden, extremer Müdigkeit, völliger Erschöpfung Ihrer körperlichen Reserven und sogar mit schweren Unfällen rechnen. Und vergessen Sie nicht, daß ein schwerer Unfall tödlich sein kann.

Wenn Sie in einem Langstreckenrennen Höchstleistungen vollbringen wollen, müssen Sie also viel essen. Allerdings kann dies eine große Belastung darstellen, wenn Hunger und Appetit verschwunden sind. Zudem bleibt Ihnen nicht viel Zeit zum Essen, wenn Sie stundenlang trainieren oder im Wettkampf sind. Und es ist auch schwierig, mit vollem Magen Sport zu treiben. Doch dies ändert nichts daran, daß Sie essen, essen und noch mehr essen müssen. Hier spielen Kräuter eine entscheidende Rolle, weil sie das Essen wohlschmeckender machen und mit ihrem Duft und Geschmack den Appetit anregen. Sie stimulieren die Geschmacksknospen, schmeicheln dem Geruchssinn mit ihrem köstlichen Aroma, kitzeln den Gaumen mit natürlichen Reizstoffen und fördern die Bildung von Magensaft. Kurz gesagt: Sie wecken nicht nur den Appetit nach Erfolg, sondern auch den Appetit nach Essen.

Folgende Kräuter sind zu empfehlen:

Basilikum	Majoran
Brunnenkresse	Minze
Dill	Oregano

Frühlingszwiebeln	Petersilie
Kardamom	Rosmarin
Kerbel	Salbei
Kresse	Thymian
Lorbeerblätter	

Um eine optimale Wirkung zu erzielen, sollten Sie drei oder vier Kräuter kombinieren. Bewahren Sie die Kräuter an einem kühlen, trockenen Platz auf (nicht in Heizungsnähe). Nach etwa vier bis sechs Monaten verlieren sie ihr Aroma. Ersetzen Sie sie dann durch frische Kräuter.

Auch wenn Sie bisher noch nie Kräuter verwendet haben, sollten Sie nicht davor zurückschrecken. Denn

- Kräuter verleihen alltäglichen Speisen einen neuen Geschmack. Sie können zum Beispiel ein wenig Oregano oder ein anderes Kraut auf Ihre »Grünburger« (siehe weiter hinten) streuen.
- Kräuter sind der beste Ersatz für Salz und andere starke Gewürze. Wenn Sie ein neues Kraut ausprobieren, müssen Sie vorsichtig sein. Wenn Sie Pech haben und zuviel davon nehmen, bleibt Ihnen nichts anderes übrig, als Ihre Portion zu vergrößern.

Folgende Kombinationen haben sich als gut erwiesen:

Basilikum, Oregano und Lorbeerblätter
Dill, Frühlingszwiebeln und Basilikum
Oregano, Majoran und Rosmarin
Oregano, Thymian und Frühlingszwiebeln
Salbei und Thymian
Basilikum und Majoran

Benutzen Sie folgende Gewürze höchstens nur in kleinen Mengen, besser gar nicht (sie können die Verdauung stören, indem sie beispielsweise die Magenschleimhaut anschwellen lassen):

Cayennepfeffer	Paprika
Ingwer	Pfeffer
Koreander	Safran
Kümmel	Senf

Muskat Zimt
Nelken

Ingwer und Pfeffer können eine starke Magenübersäuerung hervorrufen!

Rohkost (SonnenKost) ist wichtig

Sie ist wichtiger, als Sie denken. Jede Mahlzeit sollte einen Rohkostanteil enthalten. Servieren und essen Sie SonnenKost – lebendige, nicht erhitzte Lebensmittel – immer zu Beginn einer Mahlzeit, also vor dem Gekochten. Nur dann können Sie das Essen optimal verdauen und in Höchstform kommen. Behalten Sie diese Grundregel im Kopf – sie kann Ihnen zu zahlreichen Siegen verhelfen!

Wenn Sie eine warme Mahlzeit verzehren, die aus einem Teller Suppe oder gekochten Kartoffeln und Gemüse besteht, oder wenn Sie zum Frühstück eine Tasse Kaffee trinken und Brot mit Butter und Marmelade essen, steigt die Zahl der weißen Blutkörperchen. Nach einer halben Stunde hat sich die normale Zahl – sechstausend pro Kubikzentimeter – auf dreißigtausend erhöht. Dieser Anstieg um das Vier- bis Fünffache stört das Nervensystem und die Verdauung und schwächt den Körper. Der Körper reagiert auf gekochte Speisen wie auf eine Infektion oder eine Entzündung.

Gekochte Nahrung schwächt Ihre Kondition ebenso wie eine Krankheit. Vor allem das Fehlen lebender Enzyme ist bei der Entstehung der Verdauungs-Leukozytose von entscheidender Bedeutung. (Leukozytose nennt man die Vermehrung der weißen Blutkörperchen, der Leukozyten.) Wenn Sie jedoch zu Beginn der Mahlzeit frisches Obst, Salate oder Gemüse mit lebenden Enzymen essen, steigt die Zahl der Leukozyten nicht. Wenn Sie die Frischkost erst nach der Kochkost essen, tritt die Entzündungsreaktion dennoch ein. Sie müssen mindestens zehn Prozent Ihrer Mahlzeit roh und vor dem Gekochten essen, um einer Abwehrreaktion des Körpers vorzubeugen.

Welche Schlußfolgerungen sind daraus zu ziehen? Wenn Sie Ihr höchstes Leistungsvermögen erreichen wollen, müssen Sie frisches, nicht erhitztes Gemüse **vor** dem Sandwich, den Kartoffeln, dem Reis und dem gedünsteten Gemüse essen. Dadurch regen Sie Magen und Darm, Speicheldrüsen und Hormondrüsen an; die Verdauung wird besser, und Sie verlassen den Tisch gestärkt. Beachten Sie außerdem die folgenden leistungsfördernden Tips:

- Beginnen Sie Ihre Mahlzeit mit leicht verdaulichem Salat und/oder rohem Gemüse.
- Schneiden Sie den Salat und/oder das Gemüse sehr klein. Es ist dann leichter zu verdauen.
- Besonders wichtig ist die folgende Empfehlung: Trinken Sie eine Stunde vor einer Mahlzeit, die nur aus Gemüse besteht, ein Glas frisch gepreßten Gemüsesaft. Auf diese Weise versorgen Sie den Körper reichlich mit Enzymen, und Sie brauchen kaum noch etwas anderes zu essen.

  Achten Sie auch auf gutes Kauen. Andernfalls wird das Enzym Amylase (Ptyalin) nicht abgesondert. Der Körper kann dann keine Stärke abbauen, so daß sie unverdaut im Magen liegen bleibt und schließlich in Gärung übergeht.
- Wenn Sie nervös, aufgeregt oder mit Arbeit überhäuft sind, essen Sie meist auch zu hastig. In diesem Fall bleiben die Amylase- und die Speichelproduktion zu gering, als daß Sie Höchstleistungen vollbringen könnten.
- Sie müssen Ihr Essen so fein zerkleinern, so gut kauen und so gut einspeicheln, daß es sich im Mund nahezu verflüssigt. Eine Gruppe von Studenten an der Universität Yale, die diese Empfehlung befolgte, übertraf die anderen Studenten sowohl im Sport wie auch im Studium.
- Trinken Sie nur **vor** einer Mahlzeit, sonst sondert der Körper fast keine Amylase ab. Wenn Sie Ihr Brot oder Ihre Kartoffeln mit Getränken einweichen, können Sie sicher sein, daß Sie Ihr maximales Leistungsvermögen nicht erreichen.

Die richtige Lebensmittelkombination

Richtig zusammengestellte Mahlzeiten verbessern ohne Zweifel Ihre Kondition; denn sie beschleunigen die Verdauung, so daß Kohlenhydrate und einfache Zucker rasch abgebaut werden und die Assimilation der Vitamine und Mineralien ein Maximum erreicht. Auf diese Weise verschaffen Sie sich stets die größtmögliche Energiemenge in Form von Glykogen. Wenn Sie Ihre Nahrungsmittel falsch kombinieren – z. B. Fleisch mit Kartoffeln – bilden sich durch Gärung und Fäulnis der Nahrung gefährliche Substanzen wie Kohlensäure, Alkohol und Essigsäure. Dadurch verlieren Sie eine Menge Vitamine und Mineralien. Wie können Sie unter diesen Umständen je Ihre Bestform erreichen?

Hier seien nur einige der wichtigsten Grundsätze genannt:

- Essen Sie nie Gemüse, Salate und Obst zusammen. Sie benötigen unterschiedliche Enzyme, um sie zu verdauen; darum stört diese Kombination die Verdauung.
- Kombinieren Sie niemals Brot mit saurem Obst; denn die Säure des Obstes verhindert die Verdauung der Stärke.
- Wenn Sie Essig in den Salat geben, den Sie zu Kartoffeln essen, zerstören Sie das Enzym Amylase, und weil dann ein wichtiger Schritt bei der Stärkeverdauung fehlt, kann die Stärke nicht in Blutzucker umgewandelt werden.
- Wenn Sie Honig oder Marmelade aufs Brot streichen, ist Gärung die Folge, und die Stärke wird zum größten Teil nicht in Glykogen für die Muskeln umgewandelt.

Falsche Lebensmittelkombinationen können auch Allergien auslösen. Dann wird das Essen nicht richtig verdaut, und Gärung ist die Folge. Ihre Kondition wird darunter leiden.

Viele Symptome weisen auf Allergien hin, deren Ursache eine falsche Zusammenstellung der Mahlzeiten ist: Afterjucken, Asthma, niedriger Blutzuckerspiegel, Brennen beim Wasserlassen, Bronchitis oder Lungenentzündung, Depressionen, Durchfall, Erbrechen, Konzentrationsschwäche, chronische Kopfschmerzen, Lichtempfindlichkeit, häufiges Niesen oder Husten, Ödeme, Ohrensausen, Pulsbeschleunigung, Reizbarkeit, Schwindelgefühl, verschwommenes Sehen, Steifheit oder Kribbeln in Armen und Beinen, Verstopfung.

Nach *Dr. Douglas Kaufman*, dem Verfasser des Buches »The Allergy Diet« (Die Allergiediät), verträgt jeder Mensch eine bestimmte Menge giftiger Substanzen, die in seinen Körper eindringen. Der Punkt, an dem das Immunsystem überlastet ist, wird Allergieschwelle genannt. Alkohol, Infektionen, vor allem aber falsch kombinierte Mahlzeiten senken die Allergieschwelle und lösen zahlreiche Störungen aus. Sie fühlen sich schwach, müde und außer Form und sind unfähig, Sport zu treiben. Die Beschwerden können von chronischen Kopfschmerzen und Magen-Darm-Störungen bis zu Muskelschmerzen reichen. Auch eine ständig laufende Nase ist nicht normal, sondern eine allergische Reaktion auf Verdauungsstörungen.

Folgende Nahrungsmittel können Allergien hervorrufen, wenn sie falsch kombiniert werden: Äpfel, Eier, Fisch, Fleisch, Geflügel, Hefe, Joghurt, Kaffee, Kartoffeln, Käse, Milch, Nüsse, Orangen, Roggen, Schokolade, Tomaten, Weizen, Zucker. Milch, Käse, Joghurt, Kaffee, Hefe, Schokolade und Zucker sind schwer verdaulich und können selbst dann Allergien auslösen, wenn man nichts dazu ißt. Meist stellt sich die allergische Reaktion erst einige Stunden oder Tage nach dem Verzehr ein.

Weizen und Roggen enthalten Gluten, eine Eiweißsubstanz, die den Dünndarm schädigen kann, vor allem wenn er entzündet ist. Bei Kindern und Kleinkindern sprechen wir von Zöliakie, bei Erwachsenen von Sprue. Durchfall ist das auffälligste Symptom dieser Krankheiten, die eine glutenfreie Kost notwendig machen. Gluten ist nicht nur in Roggen und Weizen, sondern in kleineren Mengen auch in Hafer, Gerste und bestimmten Hirsearten enthalten. Reis, Mais und Buchweizen sind glutenfrei. Dennoch reagieren manche Menschen allergisch auf Buchweizen. Ursache dafür kann der rote Farbstoff in der äußeren Hülse sein. Waschen Sie Buchweizen immer in heißem Wasser, und schütten Sie das Kochwasser mit der roten Substanz weg. Ersetzen Sie das traditionelle Weizenbrot durch Getreidegerichte aus Reis, Mais, Buchweizen, Hafer, Gerste oder Hirse, die wenig oder kein Gluten enthalten.

Vollkornprodukte haben allerdings noch andere Nachteile:

- Brot, das ungemahlene oder nur teilweise gemahlene Körner enthält, kann der Darmschleimhaut ernsten Schaden zufügen.

Dann geht die Vitamin- und Mineralstoffabsorption rasch zurück – und Ihre Kondition ebenfalls. Darum sollten Sie nur Vollkornbrot aus sehr fein gemahlenem Getreide essen.

- Wenn Sie zuviel Vollkornbrot und nur wenig Obst, Salate und Gemüse essen, leiden Sie an Mineralstoff- und Vitaminmangel. Sie können Rheuma oder Gicht bekommen, weil Vollkornbrot große Mengen Phosphor enthält. Vergessen Sie also nie, reichlich SonnenKost zu essen!
- Phytinsäure verbindet sich mit Kalzium, Zink und Eisen und verhindert die Assimilation dieser wichtigen Mineralien. Vitamin C kann diesen negativen Prozeß unterbinden. Wenn Sie zuwenig Salate und Gemüse essen, die Vitamin C enthalten, drohen Ihnen Entkalkung, Zinkmangel und Anämie.
- Getreide enthält weder Vitamin C noch Karotin. Diese Vitamine müssen Sie sich aus frischem Obst, Salaten und Gemüse beschaffen; andernfalls zerstört die Getreidekost Ihre Kondition.
- Vollkornprodukte sind Schleimbildner (siehe hierzu auch *Prof. Arnold Ehret* »Die schleimfreie Heilkost«). Dies kann zu Infektionen in den Atemwegen führen, zum Beispiel zu Erkältungen und Bronchitis. Die beste natürliche Waffe gegen den Schleim ist Karottensaft.

Weißbrot hat zusätzlich entscheidende Nachteile:

- Es enthält nur die Hälfte der B-Komplex-Vitamine. Vollkornbrot enthält zum Beispiel 0,21 Milligramm Vitamin B_1, Weißbrot nur 0,1 Milligramm pro tausend Kilojoule. Die Folge sind Herzkrankheiten, Muskelschwäche, vorzeitige Alterung und eine geringere Lebenserwartung.
- Weißbrot wird manchmal mit Eisen angereichert. Dieses Eisen ist giftig und wird im Körper gespeichert. Auch andere Weißmehlprodukte enthalten schädliche Eisenzusätze.

Es sprechen also in etwa gleich viele Gründe gegen Weißbrot wie gegen Vollkornbrot. Der einzige Unterschied besteht im Vitamingehalt – aber dies ist ein wichtiger Unterschied. Um die Nachteile beider Brotarten zu vermeiden, sollten Sie Ihr Brot zu Hause backen, wann immer es möglich ist. Wenn Sie Brot durch Reis, Kartoffeln, Mais, Buchweizen, Hafer, Gerste oder Hirse ersetzen, verschaffen Sie sich einen zusätzlichen Vorteil im Wettstreit um eine höhere Leistungsfähigkeit.

Wie sieht das Brot des Spitzensportlers aus?

- **Das Brot soll salzfrei sein.** Normalerweise enthält Brot ein Gramm Salz auf hundert Gramm Gewicht. Das ist viel zuviel; denn wenn Sie nur vierhundert Gramm Brot essen, nehmen Sie vier Gramm überflüssiges Salz zu sich. Leb wohl, Superkondition!
- **Das Brot soll nicht mit Eisen oder Vitaminen angereichert sein.** Viele Brottypen und andere Getreideprodukte werden durch Vitamin- und Mineralzusätze »verbessert«. Aber wie Sie nunmehr wissen, reichert sich Eisen im Körper an. Das ist so gefährlich, daß dem Körper nach dem Verzehr von »angereichertem« Brot die **aktiven** Eisenmoleküle ausgehen. Dies schadet Ihrer Kondition und bedroht sogar Ihr Leben. Für Vitaminzusätze gilt dasselbe! Die Situation ist wirklich ernst; denn selbst bessere Nahrungsmittel werden mit Eisen »angereichert«. Ist es da noch ein Wunder, daß viele junge Erwachsene, vor allem Frauen, an akuter Anämie leiden?
- **Brot soll nicht mit Milch oder Milchprodukten zubereitet werden.** Wenn Sie Getreide und Milch mischen, erhalten Sie eine nahezu unverdauliche Kombination. Es kann durchaus sechs Stunden dauern, bis sie verdaut ist. In dieser Zeit ist Ihre Kondition geringer, als sie sein könnte.
- **Brot soll wenig Hefe enthalten.** Wie Sie wissen, kann Hefe im Körper Gärung mit allen negativen Folgen hervorrufen. Darum müssen Sie den Hefegehalt Ihres Brotes auf ein Minimum beschränken.
- **Der Brotteig soll ohne Fett, Öl, Butter, Margarine usw. gemacht werden.** Selbst wenn Sie nur eine kleine Menge Fett essen (fünfzig Gramm täglich), können Sie sicher sein, daß Sie nicht zu

Höchstleistungen fähig sind; denn Fett enthält weder Vitamine noch Mineralien. Außerdem fördert es die Entstehung von freien Radikalen im Körper. Diese hochreaktiven Molekülbruchstücke schädigen die Muskeln und beschleunigen die Alterung. Wer wäre daran interessiert?

- **Brot soll aus 80 % ausgesiebtem, natürlichem Mehl hergestellt sein, das fast keine Phytinsäure oder andere schädliche Substanzen enthält.** Das ist äußerst wichtig, da Phytinsäure dem Körper aktive Mineralien entzieht, so daß Ihre Leistungsfähigkeit abnimmt.

Was essen Sie am besten zum Brot?

Es gibt nur wenige günstige Kombinationen:

- Dünn mit Butter bestrichenes Brot
- Brot mit Avocado
- Brot mit einem anderen Stärkeprodukt (vor allem Reis) und stärkefreiem oder stärkearmem Gemüse oder ein wenig Fett

Unmittelbar nach einem Wettkampf sollten Sie keine belegten Brote essen. Kurz nach einer schweren körperlichen Belastung steht die Verdauung still. Die Stärke im Getreide muß erst von der Amylase abgebaut werden. Dieses Enzym befindet sich im Speichel. Da Sie aber während des Wettkampfs eine Menge Wasser verlieren, haben Sie hinterher weder genügend Speichel noch genügend Amylase. Die Folge ist offensichtlich: Die belegten Brote liegen lange Zeit unverdaut im Magen, verschiedene normale körperliche Prozesse kommen zum Erliegen, und Sie fühlen sich ungewöhnlich müde und benommen. Eine ernste Nebenwirkung besteht darin, daß Sie viel mehr Zeit brauchen, um sich zu erholen, weil die Stärke im Brot zum größten Teil in Fett, nicht in einfachen Zucker umgewandelt wird. Schützen Sie sich vor diesen Prozessen, und tun Sie, was nach einem Wettkampf oder Training am wichtigsten ist: Füllen Sie Ihre verbrauchten Wasservorräte so schnell wie möglich wieder auf, indem Sie nur trinken, trinken und nochmals trinken, am besten Fruchtsaft. Nur dann können Sie essen, essen, essen.

Kapitel 8
Getränke für Spitzensportler

Getränke sind ein »ewiges Problem« in der Ernährung der Sportler. Dafür gibt es jedoch keinen Grund. Wieviel soll ein Sportler am Tag trinken – und was?

- Wenn Ihr Urin dunkel ist, trinken Sie nicht genug. Gewöhnlich haben Sie dann auch leichte Kopfschmerzen, oder Sie sind reizbar. Die Lösung lautet: Fangen Sie sofort an zu trinken!
- Gründliche Untersuchungen haben gezeigt, daß die Nieren, die Haut und die Lungen zusammen etwa drei Liter Wasser am Tag ausscheiden. Wenn Sie trainieren, verbrauchen Sie mehr Wasser, je nach Körpergewicht und Art des Trainings. Das müssen Sie unbedingt berücksichtigen, wenn Sie Ihren täglichen Speiseplan zusammenstellen. Ihre Wasseraufnahme muß zwischen dreieinhalb und viereinhalb Litern liegen (darin ist das Wasser im Obst, in Salaten und Gemüse, im Reis, in Kartoffeln usw. eingeschlossen). Wenn Sie wollen, können Sie mehr trinken; aber dann müssen Sie häufigeres Wasserlassen in Kauf nehmen.
- Wenn Sie bei großer Hitze trainieren oder viel Energie verbrauchen, müssen Sie Ihre Wasseraufnahme anpassen. Bei zwei Trainingsdurchgängen am Tag sind Flüssigkeitsverluste von mehr als viereinhalb Litern keineswegs ungewöhnlich. Man weiß, daß in vierundzwanzig Stunden maximal bis zu elf Liter Wasser verlorengehen können. Sie können dem damit einhergehenden starken Konditionsverlust vorbeugen, indem Sie ausreichend Wasser mit Mineralien, also Fruchtsäfte, trinken.
- Vergessen Sie nicht, daß Sie nie während der Mahlzeiten trinken dürfen. Hören Sie fünfzehn bis zwanzig Minuten vorher damit auf. Dann sondern die Speicheldrüsen Amylase (Ptyalin) ab, eine Sub-

stanz, die für die problemlose Verdauung der Stärke in belegten Broten, im Reis oder in Kartoffeln unbedingt benötigt wird.

- Die besten Getränke sind Obst- und Gemüsesäfte (und sie werden auch noch in 3000 Jahren am besten sein). Sie liefern Ihnen in reichlicher Menge die Enzyme, Mineralien und Vitamine, die Sie brauchen, um in Höchstform zu kommen.

Kaffee, Tee und Colagetränke

Wenn Sie leistungsfähig bleiben wollen, müssen Sie aus folgenden Gründen darauf verzichten:

- Kaffee, Tee und Cola reduzieren die Aufnahme von Vitamin B_1 (Thiamin) um nicht weniger als 75%, wenn sie während einer Mahlzeit oder bis zu eineinhalb Stunden danach getrunken werden! Thiamin wird aber benötigt, um Kohlenhydrate abzubauen. Ihre Glykogenreserven können nicht ihr Maximum erreichen, und Ihre Kraft als Sprinter oder Ihre Ausdauer als Marathonläufer lassen nach.
- Nach einem Bericht im »American Journal of Clinical Nutrition« verringern Kaffee, Tee und Cola die Eisenassimilation sehr stark. Sie geht in vielen Fällen um bis zu 90% zurück. Wie können Sie erwarten, trotz der damit einhergehenden Anämie eine maximale Sauerstoffaufnahme zu erreichen?
- Koffein wirkt harntreibend, besonders in warmem Kaffee oder Tee. Sie trocknen schneller aus und schwitzen mehr, und die Folge ist ein rascherer Konditionsverlust an warmen Tagen.
- Zuviel Koffein stimuliert das Nervensystem und macht extrem nervös. Sobald diese anregende Wirkung nachläßt, werden Sie müde und deprimiert. Wie können Sie in diesem Zustand Höchstleistungen vollbringen?
- Schwarzer Kaffee macht nicht nüchtern, sondern verschlimmert die Situation. Das haben Forscher an der Universität Swansea in Wales herausgefunden. Freiwillige tranken eine Mischung aus alkoholischen Getränken, die im Alkoholgehalt vier Gläsern Wodka entsprachen. Dann gab man ihnen schwarzen Kaffee zu

trinken. Die Tests, die länger als hundert Stunden dauerten, belegten, daß die Reaktionszeit nach dem Genuß einer Tasse schwarzen Kaffees um bis zu 25 % länger war! *Prof. Dr. David Osborne*, der Leiter der Studie, berichtet, die Versuchspersonen hätten sich fälschlich für nüchterner gehalten, weil der Kaffee heiß war und bitter schmeckte. *Osborne* sagte außerdem, er werde seine Untersuchungen fortsetzen und in der Zwischenzeit empfehle er, Wasser, Kräutertee oder Fruchtsäfte zu trinken, um nüchtern zu werden.

- *Dr. Arthur Leon* von der Universität Minnesotas untersuchte 175 Männer auf dem Laufband. Er notierte ihre Eß-, Trink- und Rauchgewohnheiten, den Cholesterinspiegel, den Blutdruck, den Fettgehalt des Blutes und die Herzfrequenz. Mit all diesen Daten versuchte er, eine Beziehung zu entdecken zwischen der Zeit, die seine Versuchspersonen auf dem Band durchhielten, und jenen Faktoren, vor denen wir immer wieder gewarnt werden, zum Beispiel Cholesterin und Bluthochdruck. Am deutlichsten war der Zusammenhang zwischen dem Zigarettenkonsum und der Leistung. Das ist keine Überraschung. Doch die nächste Erkenntnis wird Sie wahrscheinlich noch mehr erstaunen: Nach dem Zigarettenrauchen hatten der Kaffee-, Tee- und Colakonsum den größten Einfluß auf das Durchhaltevermögen der Probanden! (Beim Tee handelte es sich nicht um Kräuter- oder Früchtetee, sondern um gewöhnlichen Schwarztee.) Zögern Sie also nicht länger, und verzichten Sie auf Getränke, die so katastrophale Folgen für Ihre Kondition haben! Nach ein paar Monaten ohne Koffein können Sie sich auf eine glänzende Saison freuen.

Ist Bier ein geeignetes Getränk?

Ja, wenn es darum geht, die Kasse der Vereinskantine zu füllen; nein, wenn es um Ihre Gesundheit geht:

- Alkohol verhindert die Sekretion des antidiuretischen Hormons (ADH). Je weniger ADH der Körper produziert, desto mehr müssen Sie urinieren. Mit dem Harn verlieren Sie wichtige Mineralien, die Ihre Muskeln benötigen, um Höchstleistungen zu vollbringen. Das Bierchen unter Kameraden nach dem Wettkampf kann Sie beim nächsten Rennen den Sieg kosten.

- Bier reduziert die Vitamin-B_1-Vorräte, und Vitamin B_1 ist ein sehr wichtiges Vitamin im Energiestoffwechsel. Der Mangelzustand verhindert, daß Sie die Grenzen Ihrer Leistungsfähigkeit ausschöpfen können. Statt 100 % Ihrer Leistung zu erbringen, erreichen Sie nur 90 oder 85 %.
- Die meisten Kalorien im Bier stammen aus dem Alkohol. Alkohol kann nur in Wärme umgewandelt werden. Und da der Körper den Alkohol nicht in Form von Glykogen speichern kann, können die Muskeln ihn nicht zur Energiegewinnung nutzen. Nach ein paar Gläsern Bier fühlen Sie sich vielleicht angenehm entspannt – aber Ihre Kondition ist im Eimer.

Was sollten Sie trinken? Fruchtsäfte!

Fruchtsäfte enthalten die wunderbaren Kräfte der frischen Früchte reichlich. In weniger als fünfzehn Minuten hat das Verdauungssystem den Fruchtsaft absorbiert und seine Wirkstoffe im Eiltempo zu den Organen, Drüsen und Muskeln befördert. Zögern Sie nicht, davon zu profitieren (siehe *Dr. Norman W. Walker* »Frische Frucht- und Gemüsesäfte«).

Um Fruchtsaft herzustellen, benötigen Sie einen Entsafter. Am besten ist eine Saftpresse geeignet, wie z. B. der Champion-Entsafter, mit dem Sie entsaften, musen und raspeln können. Selbst Säfte aus Petersilie, Kohl, Salat usw. können Sie damit machen und für Leckermäuler gibt es Eiscreme aus frischen Früchten.* Sie möchten ja mit den wertvollsten Lebensmitteln, die es gibt, gut versorgt sein: mit Obst- und Gemüsesäften.

Kein anderes Lebensmittel kommt diesen Säften gleich. Säfte laden Sie geradezu mit Energie auf; sie verhindern Muskelkrämpfe während des Wettkampfs, und sie stärken Drüsen und Organe und damit auch Kondition und Widerstandskraft. Kurz gesagt, der tägliche Genuß dieser Säfte ist eines der wichtigsten Geheimnisse

* Lieferantenhinweise über Entsafter erhalten Sie auf Anfrage beim Fit-fürs-Leben-Informationsdienst, Postfach 1261, 27718 Ritterhude.

der Höchstleistung. In der Sporttherapie ist ihr Wert nahezu unbegrenzt. Frische Säfte laden das Nervensystem mit Nervenenergie auf, vergrößern den »Kampfeswillen«, verbessern die Vitalität und machen die Muskeln so stark, daß Sie mehr Gewicht stemmen können, als Sie je für möglich gehalten haben. Das alles ist nicht verwunderlich; denn jede einzelne der hundert Billionen Körperzellen wird mit der Energie natürlicher Wirkstoffe überschwemmt.

Trinken Sie die Säfte aber immer langsam und nicht eiskalt. Zu viele Säfte auf einmal können zu einer Überzuckerung führen, der dann eine Unterzuckerung (Hypoglykämie) folgt. Säfte sollten auch immer frisch gepreßt sein. Vermeiden Sie Fabriksäfte! Nach dem Obstsafttrinken die Zähne mit alkalischem Speichel durch Kau- und Wangenbewegungen »spülen«, um Säureschäden am Zahnschmelz zu vermeiden.

Warum Säfte trinken?

Ganz einfach deshalb, weil die Vitamine, Mineralien und Enzyme im Gemüse und – in geringerem Ausmaß – im Obst schwerer zu verwerten sind. Die Wirkstoffe sind nämlich im Innersten der Pflanzenfasern eingeschlossen. Selbstverständlich sind diese Fasern gut für Ihre Gesundheit; doch als Spitzensportler nehmen Sie ohnehin genug davon zu sich, und es besteht sogar die Gefahr, daß Sie mehr Fasern aufnehmen, als Sie benötigen. Wenn Sie Früchte, Salate und Gemüse pressen, bekommen Sie das, was Sie als Sportler wollen: reinen Saft und eine Menge Mineralien und Vitamine ohne die Fasern (denn die brauchen Sie nicht). Zudem können Sie täglich nur eine begrenzte Menge rohes Obst, Salate und Gemüse essen. Von Säften können Sie viel größere Mengen zu sich nehmen. Sie liefern Ihnen die Vitamine, die z. B. beim Erhitzen verlorengehen.

Wenn Fruchtsäfte in Dosen oder Flaschen abgefüllt werden, kommt es immer zu unbeabsichtigter Gärung. Der dabei entstehende Alkohol zerstört das Vitamin B, und die Folge ist ein deutlicher Konditionsrückgang. Verzichten Sie also auf Fertiggetränke, und trinken Sie lieber reines Wasser!

Beim Auspressen müssen Sie folgendes beachten:

- Jede Frucht und jedes Gemüse, das Sie pressen, muß frisch sein. Sellerie sollte knackig und frei von braunen Stellen sein; Karotten müssen fest und gesund sein; Petersilie darf nicht vertrocknet oder gelb sein. Verwenden Sie kein überreifes oder beschädigtes Obst. Schneiden Sie braune Stellen an Äpfeln, Birnen, Pfirsichen usw. vor dem Pressen stets weg.
- Vor dem Pressen müssen Sie das Obst und Gemüse säubern und waschen. Sie sollten es aber nicht schälen, da viele der wichtigen Mineralien und Vitamine dicht unter der Haut zu finden sind.
- Frischer Saft darf nicht mit Metall in Berührung kommen, da die Säuren im Saft mit Metallen, zum Beispiel Aluminium oder Kupfer, chemisch reagieren. Nur Glas oder Porzellan ist erlaubt.

Trinken Sie Säfte nicht so schnell wie Wasser, sondern langsam und in kleinen Schlucken! Speicheln Sie jeden Schluck gründlich ein, bevor Sie ihn schlucken (dies gilt nicht für den Saft saurer Früchte, der den Zahnschmelz angreift). Außerdem empfehle ich Ihnen, zum Fruchtsaft frische Früchte zu essen, da sie gründliches Kauen erfordern und die Speichelabsonderung fördern. Auf diese Weise sorgen Sie für eine optimale Verdauung, und die Folge ist ein besseres Leistungsvermögen.

Wenn Sie in Höchstform gelangen wollen, sollten Sie etwa einen Liter Saft täglich trinken. Sie können mit einer kleinen Menge beginnen, zum Beispiel mit einem halben Liter am Tag, und jeden Tag ein wenig mehr trinken, bis Sie bei einem oder zwei Litern täglich angelangt sind. Diese Menge ist sehr wirksam und genau das, was Sie brauchen. Zusammen mit den anderen Lebensmitteln, die ich empfehle, versetzen diese Säfte Sie in die Lage, neue Höhen der Leistungsfähigkeit zu erreichen.

Welche Säfte sind am besten für Ihre Kondition?

Fruchtsäfte

Apfelsaft

Frisch gepreßter Apfelsaft verbessert dank seines enormen Vitamin- und Mineralgehaltes den Allgemeinzustand. Außerdem sorgt er dafür, daß der Darmtrakt geschmeidig und gesund bleibt und fördert die natürliche Ausscheidung. Die im Apfelsaft enthaltenen Fruchtsäuren unterstützen die Verdauung und machen Sie widerstandsfähiger gegen Infektionen. Apfelsaft fördert zudem die Blutbildung. Wenn Sie täglich etwa zehn Äpfel pressen und ihren Saft trinken, normalisiert sich ein niedriger Hämoglobingehalt des Blutes innerhalb weniger Wochen. Apfelsaft gibt Energie, weil der Körper den darin enthaltenen Zucker leicht verbrennen und den Vitamin-B-Komplex, der für die Zellatmung lebenswichtig ist, mühelos aufnehmen kann. Kurz gesagt, frisch gepreßter Apfelsaft ist ein wunderbares, nahrhaftes Getränk und von unschätzbarem Wert für den Aufbau und die Erhaltung der körperlichen Höchstform. Pressen Sie aber das Kerngehäuse nicht mit; denn Apfelkerne enthalten eine Substanz, auf die viele Menschen allergisch reagieren.

Orangensaft

Dieser Saft enthält köstliche, sofort verwertbare Nährstoffe, die den erschöpften Muskeln nach dem Training oder Wettkampf neue Kraft geben. Außerdem reinigt er das Blut, weil er Milchsäure und andere Abfallprodukte in kurzer Zeit aus dem Körper entfernt oder sie umwandelt und abbaut. Damit verhindert er eine Übersäuerung und sorgt dafür, daß Sie in guter Kondition bleiben. Und das ist noch nicht alles: Die Bioflavonoide im Orangensaft machen die Kapillaren durchlässiger. Das bedeutet, daß mehr Vitamine, Mineralien und Enzyme die Zellen erreichen und sie stärker denn je machen.

Diese bessere Permeabilität stärkt die Arterienwände so sehr, daß Sie vor inneren Blutungen besser geschützt sind. Wenn dennoch Blutungen auftreten, heilen sie schneller. Die Bioflavonoide, die in Orangen reichlich enthalten sind, stärken außerdem die Muskulatur. Ihre Leistungen verbessern sich; denn das Leistungsvermögen hängt unter anderem vom Zustand der Blutgefäße ab. Je mehr kleine Blutgefäße Sie besitzen, desto mehr Sauerstoff fließt in die Gliedmaßen und desto stärker und ausdauernder werden Sie.

Beachten Sie folgende Hinweise:

- Die Orange ist eine »Morgenfrucht«. Diese Frucht mit der glänzenden Farbe stimuliert zahlreiche Körperfunktionen, wenn Sie ihren Saft morgens auf nüchternen Magen trinken. Am Abend getrunken, kann der Saft Schlafstörungen hervorrufen.
- Vergessen Sie nie, den Orangensaft mit anderen Obstsäften zu mischen, um Magenbeschwerden vorzubeugen.
- Trinken Sie bei kalter Witterung nicht mehr als 450 Gramm Orangensaft am Tag; andernfalls müssen Sie zu häufig urinieren.
- **WARNUNG:** Zitrusfrüchte enthalten konzentrierte Fruchtsäure. Achten Sie darauf, daß diese starke Säure möglichst nicht mit den Zähnen in Berührung kommt; andernfalls schädigt sie den Zahnschmelz. Darum sollten Sie Zitrusfrüchte immer auspressen und den Saft mit einem Strohhalm trinken, damit er nicht an die Zähne gelangt. Dann haben Sie nichts zu befürchten.

Es gibt noch viele wertvolle Fruchtsäfte, daß ich nicht auf alle eingehen kann. Ich möchte daher nur einige erwähnen: Ananassaft, Traubensaft, Aprikosensaft, Birnensaft, Pflaumensaft, Erdbeersaft, Grapefruitsaft und so weiter. Denken Sie immer daran, sie **langsam** zu trinken!

Gemüsesäfte

Gemüsesäfte können Sie zu jeder Tages- und Nachtzeit trinken. (»Verwässern« Sie aber nicht Ihre Mahlzeiten!) Sie remineralisieren, füllen die Energiereserven wieder auf, vertreiben die Müdigkeit und stärken schlaffe Muskeln. Darin kommt ihnen kein anderes Lebensmittel gleich. Sie schenken Kraft und Widerstandsfähigkeit – das ist eines der Geheimnisse der Höchstleistung und der Jugendlichkeit. Können Sie sich noch mehr wünschen?

Karottensaft

Dies ist der süßeste und einer der köstlichsten Gemüsesäfte. Er regt den Appetit an, weil er die Verdauung verbessert. Schon aus diesem Grund ist er von enormem Wert für Spitzensportler. Außerdem ist Karottensaft die reichste Karotinquelle unter den Gemüsen und enthält zudem beträchtliche Mengen Vitamin E, Kalzium, Kupfer und Eisen. Sein hoher Kalium- und Magnesiumgehalt wirkt vor allem auf das Muskelgewebe und auf das Nervensystem belebend. Er ist sehr reich an den Vitaminen des B-Komplexes, die eine leistungssteigernde Wirkung haben.

Karottensaft hat so viele Vorzüge, daß man ihn durchaus als Supergetränk bezeichnen kann. Immer mehr Sportler verbessern ihre Kondition, indem sie regelmäßig Karottensaft trinken. Das ist kein Wunder; denn er verbessert die Atmung. Die Erklärung dafür ist das Beta-Karotin, das die Schleimhäute – eine dünne Schicht aus extrem geschmeidigen und elastischen Muskelfasern – gesund erhält. Bei Karotinmangel verhärten sich diese Zellen und die natürliche Absonderung desinfizierenden Schleims geht zurück. Die Folge sind Erkrankungen der Atemwege, zum Beispiel Bronchitis. Noch wichtger ist der Umstand, daß schon ein leichter Karotinmangel – an dem neun von zehn Sportlern leiden – eine optimale Atmung verhindert. Machen Sie also einen Versuch mit Karottensaft – er garantiert Ihnen mehr Widerstandskraft und größere Atemkapazität.

Wichtige Anmerkung: Wenn Sie zuviel Karottensaft trinken (mehr als einen halben Liter täglich), kann sich die Haut gelblich verfärben, vor allem die Handflächen und die Fußsohlen. Diese Verfärbung ist ungefährlich. Sie ist eine Folge der Reinigung Ihres Körpers und sie verschwindet nach einer gewissen Zeit wieder (siehe auch *Dr. Walker* »Frische Frucht- und Gemüsesäfte«). Fast alle anderen Gemüsesäfte sind ebenfalls wertvoll; aber viele von ihnen schmecken ziemlich bitter, und darum ist es ratsam, sie nur in kleinen Mengen mit Karottensaft zu mischen. Die besten Gemüsesäfte sind Sellerie-, Chicorée-, Kohl- und Kopfsalatsaft.

Trinkratschläge

- Bei intensiver Bewegung steigt die Blutmenge in den Muskeln von 20% auf 85%. Gleichzeitig geht die Durchblutung des

Verdauungssystems von 25% auf nur noch 4% zurück, und der Magen ist praktisch »lahmgelegt«. Aus diesem Grund dürfen Sie zwei Stunden vor dem Start **keinen** Obst- oder Gemüsesaft mehr trinken, nur noch reines Wasser!

- Achten Sie darauf, daß am Wettkampfort Wasser zur Verfügung steht. Rechnen Sie damit, daß dies nicht immer der Fall ist, und kümmern Sie sich selbst darum.

- Je kühler das Wasser ist, desto rascher nimmt der Magen es auf. Ein halber Liter Wasser mit einer Temperatur von 38 °C wird beispielsweise in fünfzehn Minuten zu 30% assimiliert. Wenn es nur 15 °C warm ist, steigt dieser Wert auf 50%. Im Winter ist es allerdings nicht ratsam, eiskaltes Wasser zu trinken; denn die Temperatur des Magens würde zu rasch sinken. Leicht erwärmtes Wasser von 20°C bis 27 °C ist besser geeignet.

- Bei kaltem Wetter besteht immer die Neigung, sehr wenig zu trinken. Das kann zu ernsten Problemen führen, vor allem beim Bergsteigen oder beim Skilanglauf; denn wenn der Körper zuwenig Wasser enthält, bricht die Kondition zusammen. Wenn Ihre Wasserreserven zum Beispiel um eineinhalb Liter zu niedrig sind, geht Ihre Leistung um 10 bis 15% zurück. Das bedeutet, daß Sie für Ihren Langlauf einundzwanzig Minuten länger brauchen, wenn Sie ihn bei guter Kondition in drei Stunden beendet hätten! Dabei setze ich voraus, daß Sie während des Laufens trinken – andernfalls können Sie nicht einmal sicher sein, die Ziellinie zu erreichen.

- Gezuckerte oder gesalzene Sportgetränke bleiben länger im Magen, so daß Sie davon nicht profitieren können. Reines, kristallklares Wasser verläßt den Magen rasch und gelangt viel schneller ins Blut. Es ist also entschieden besser als die sogenannten »ausgewogenen Sportdrinks«.

- Wenn Sie etwas Besonderes trinken wollen, probieren Sie den folgenden »Siegersaft«:

  1 Glas Wasser

  2–4 Eßlöffel frischgepreßter Orangensaft

Mischen Sie beides am Tag des Wettkampfs oder harten Trainings. Bewahren Sie das Getränk in einer Thermosflasche kühl auf.

Beachten Sie außerdem folgende Regeln:

- Trinken Sie ein bis zwei Wassergläser »Siegersaft« fünfzehn Minuten vor dem Wettkampf.
- Trinken Sie während des Wettkampfs mindestens ein Wasserglas »Siegersaft« alle zwanzig Minuten. Dies ist die Menge, die der Darm während der körperlichen Belastung aufnehmen kann. Bei warmem Wetter schwitzen Sie möglicherweise dreimal soviel und leiden an Wassermangel. Darum müssen Sie trinken, **bevor Sie durstig werden**. Wenn Sie durstig sind, haben Sie bereits ein Prozent Ihres Körpergewichts in Form von Wasser verloren, und gleichzeitig ist Ihre Leistungsfähigkeit um 5–10 % gesunken.
- Trinken Sie bei warmem Wetter immer kühle Getränke, da sie schneller aufgenommen werden. Gekühlte Getränke helfen dem Körper auch, Wärme abzugeben. Und kühlen Sie vor allem die Haut während des Wettkampfs mit viel Wasser. Marathonläufer und Triathleten kühlen ihre überhitzen Körper, indem sie sich Wasser über den Kopf gießen. Tun Sie es ihnen nach – einerlei, welche Sportart Sie betreiben –, besonders wenn Sie extremer Hitze, hoher Luftfeuchtigkeit und direkter Sonnenstrahlung ausgesetzt sind.
- Trinken Sie nach dem Wettkampf reichlich frischen Fruchtsaft, oder essen Sie Früchte, die viel Wasser enthalten, zum Beispiel Wassermelonen, Pfirsiche, Weintrauben und so weiter. Sie füllen Ihren erschöpften Wasservorrat rasch auf und versorgen Sie zudem mit dem Fruchtzucker und den Vitaminen und Mineralien, die Sie während des Wettkampfs verloren haben.
- Denken Sie daran, daß die Früchte, die Sie essen, und der Saft, den Sie trinken, **nicht eisgekühlt** sein darf. Jetzt erzeugt der Körper nämlich keine enormen Wärmemengen mehr; aber die Vorgänge, die der Kühlung dienen, arbeiten noch einige Zeit weiter.

Kapitel 9

Energiereiche Nahrung für Spitzensportler

Viele Sportler, vor allem Bodybuilder, sind der Meinung, sie müßten mehr Eiweiß zu sich nehmen als normale Menschen. Das ist nicht nur ein großer Irrtum, sondern die Eiweißmast verringert die Leistungsfähigkeit um das Dreifache, schwächt die Muskelkraft, vergrößert die Ausschwemmung von Mineralien (die Ihre Muskeln zum Arbeiten benötigen) erheblich, erhöht die Verletzungsgefahr, jagt den Blutdruck nach oben, verengt die Blutgefäße und so weiter. Kurz gesagt, der Verzehr von eiweißreichen Nahrungsmitteln wie Fleisch, Fisch, Milch, Käse, Soja usw., selbst in kleinen Mengen, verringert das Leistungsvermögen derart, daß er keine, wirklich gar keine Vorteile hat.

Wie ist dieses Mißverständnis entstanden? Trotz aller wissenschaftlicher Gegenbeweise läßt sich die Behauptung »Muskeln essen macht Muskeln« nicht ausrotten. Vor allem Gewichtheber haben die Neigung, bergeweise Fleisch und Fisch zu essen – und obendrein noch Eiweißpulver –, um ihre Muskeln aufzubauen. Sie begreifen nicht, daß das Eiweiß im Verdauungstrakt fault und daß überschüssiges Eiweiß in Fett umgewandelt, in den Arterien abgelagert oder durch die Nieren ausgeschieden wird. Selbst bei einer streng vegetarischen Kost, die reich an Kohlenhydraten ist, kann kein Eiweißmangel eintreten. Neuere und ältere wissenschaftliche Studien beweisen immer wieder, daß ein Mensch, der 135 Pfund wiegt, täglich vier Gramm Stickstoff verliert, was ganzen 24,5 Gramm Eiweiß entspricht. Nur bei extrem hartem Training kann der Eiwcißverlust auf 35 oder 40 Gramm am Tag steigen.

Wenn Sie als Sportler genügend Obst, Salate, Gemüse und Getreide essen, um Ihr Gewicht zu halten, ist in Ihrer Nahrung mehr als genug Eiweiß enthalten. Damit können Sie Ihre Muskeln aufbauen und vergrößern – natürlich nur dann, wenn Sie hart trainieren. Eiweißpulver ist kein Ersatz für harte Arbeit und richtige Ernährung! Wenn Sie Ihre Muskeln stärken und vergrößern wollen, müssen Sie sie beanspruchen; denn es ist ihr Energiebedarf, der sie wachsen läßt. Die Mitochondrien – (enzymgefüllte Kraftwerke) im Inneren der Muskelzelle – liefern die Energie, die Sie benötigen, um hart arbeiten zu können. Wenn Sie diesen Zellen eine höhere Energieproduktion abverlangen, wachsen die Muskeln, indem sie mehr und größere Mitochondrien bilden. Der einzige Weg zu größeren Muskeln ist langes, hartes Training. Vergessen Sie also Fleisch, Fisch, Käse, Eiweißpulver und so weiter, und fangen Sie an zu trainieren!

Wenn Sie glauben, ohne diese eiweißreichen Nahrungsmittel nicht auszukommen, denken Sie über folgende Tatsachen nach: Eiweiß vergrößert nicht nur Ihre Muskeln, sondern es kann auch sehr gefährlich für einen Sportler sein. Bei der Eiweißverdauung entsteht nämlich Ammoniak, eine giftige Substanz, die die Zellen nur schwer ausscheiden können. Im weiteren Verlauf des Stoffwechselprozesses werden zwei Ammoniakmoleküle in Harnstoff umgewandelt. Der Körper muß große Mengen Wasser und Mineralien aufwenden, um diese Substanz zu entgiften und im Urin auszuscheiden. Die Entwässerung und der Mineralverlust können leicht zu einer Überhitzung der Muskeln führen. Die Folge sind oft schwere Verletzungen oder sogar ein Herzanfall, der einen Sportler bei warmem Wetter das Leben kosten kann.

Höhere Leistung ohne Milch

Gunther van Eyck geht es wieder gut. Er hat keine Verletzungen und keine Muskelschäden mehr und findet langsam, aber sicher zu seiner Höchstform zurück. Wenn er sich nur noch ein paar Wochen auf den Beinen halten kann, wird er es in dieser Wettkampfsaison auf mehr als zwanzig Spiele bringen – mehr als er in fünf Jahren in Antwerpen gespielt hat. Sein Geheimnis? Sie werden es nicht glauben ...

Gunther van Eyck war immer verrückt nach Milch, und diese Liebesaffäre nahm im Laufe der Jahre derartige Ausmaße an, daß er mit zehn Litern Milch pro Woche nicht zufrieden war! Ganz zu schweigen von den Sahnedesserts. Es war ganz einfach zuviel. Eine Überdosis Milch schädigt die Muskelzellen, und das kann viele schlimme Folgen haben.

Sein Homöopath war gnadenlos. *»Weg mit allen Milchprodukten! Und wenn Sie wirklich wollen, daß es Ihnen besser geht, müssen Sie auch auf Fleisch, Alkohol und Limonaden verzichten.« Van Eyck* biß in den sauren Apfel und brachte seinen Milchmann zur Verzweiflung. Der arme Kerl verlor über Nacht seinen besten Kunden.

»Zunächst fiel es mir schwer, mich daran zu gewöhnen«, erzählt *van Eyck. »Aber ich fühle mich jetzt viel besser. Früher war ich nach dem Spiel immer steif und hatte Muskelschmerzen. Wenn ich jetzt vom Platz gehe, könnte ich gleich wieder anfangen. Ich glaube, in den ersten Wochen machte das viele Gemüse mich ein wenig lustlos; aber man gewöhnt sich schnell daran. Sportler kommen sehr gut ohne Fleisch aus; denn es hat ja keinen großen Nährwert. Bei einer abwechslungsreichen Kost aus Gemüse und Getreide ist die Vitamin- und Mineralstoffaufnahme viel höher. Sie können selber sehen, daß es mit meiner Kondition aufwärts geht ...«*

Ist kohlenhydratreiche Kost für jeden geeignet?

Sie ist ideal für Läufer, Radfahrer, Bergsteiger, Polarforscher, Taucher, Fußballspieler, Triathleten und sogar Bodybuilder und Sprinter.

Bis vor kurzem hat man angenommen, Kohlenhydratvorräte seien nur für Ausdauersportler vorteilhaft. Untersuchungen am polytechnischen Institut in Liverpool haben aber diese Annahme kürzlich widerlegt. Die Sportphysiologen *R. S. Maughan* und *D. C. Poole* entdeckten, daß eine kohlenhydratreiche Kost die anaerobe Kapazität verbessert und die maximale Sauerstoffaufnahme um

104 % erhöht! Sechs gut trainierte Sportler konnten die ihnen auferlegte Belastung zunächst vier Minuten und fünfzig Sekunden lang durchhalten, nach der Ernährungsumstellung aber sechs Minuten und vierzig Sekunden lang. Bei kohlenhydratarmer Kost hielten sie nur drei Minuten und dreißig Sekunden lang durch.

Wie ist das zu erklären?

Bei intensiver Muskeltätigkeit wird der Glykogenvorrat rasch aufgebraucht, und es bildet sich Milchsäure. Den weißen Muskelfasern, die explosive Kraft zur Verfügung stellen, geht innerhalb von einer Minute das Glykogen aus. Die roten Muskelfasern, die allerdings zum Sprinten weniger geeignet sind, treiben Sie noch weiter voran – bis das Glykogen völlig aufgebraucht ist und sich soviel Milchsäure gebildet hat, daß Sie aufhören müssen. Dann scheinen die Muskeln zu brennen, und die Ursache dafür ist die Milchsäure. Der Hauptgrund für Ihre Erschöpfung ist aber der Umstand, daß das Glykogen in den Muskeln wegen des Sauerstoffmangels nicht verbrannt und in ATP umgewandelt werden kann. Statt dessen bildet sich daraus Milchsäure, die letztlich sämtliche Muskelkontraktionen lahmlegt. Die Muskeln »brennen« und verkrampfen sich gleichzeitig, und Sie müssen aufhören.

Ihre Kraft und Ihr Stehvermögen hängen davon ab, wie schnell die Milchsäure aus den Muskelfasern und aus dem Blut entfernt wird. Darum können Sie Ihre explosive Kraft und Ihre Schnelligkeit mit meiner kohlenhydratreichen Kost verbessern – sie versorgt Sie mit einem Maximum an Glykogen, beschleunigt durch die reichlich vorhandenen Enzyme den Abbau der Milchsäure und erhöht die Sauerstoffaufnahme, weil sie auf Salz, Fett und eiweißreiche Speisen verzichtet.

Ernährung vor dem Wettkampf

Essen Sie vor dem Wettkampf Obst. Dafür gibt es gute Gründe:

- Es ist leichter verdaulich als Brot und Eiweiß, und die Muskeln speichern den Fruchtzucker in Form von Glykogen.

- Es sorgt für einen normalen Blutzuckerspiegel während des Wettkampfs und beugt somit einer Hypoglykämie (Unterzuckerung) vor.
- Es liefert Ihnen die Vitamine und Mineralien, die Sie zum Sieg benötigen.

Wann und wieviel soll ein Sportler vor dem Wettkampf essen?

1. Essen Sie unmittelbar vor dem Training oder Wettkampf keine große Mahlzeit. Der Körper kann keine Höchstleistungen vollbringen, wenn er mit Kohlenhydraten und Ballaststoffen überladen ist. Wenn Sie aktiv sind, benötigen die Muskeln mehr Blut, das sie mit Sauerstoff und Glykogen versorgt und die Milchsäure neutralisiert oder entfernt. Wenn Sie sich ausruhen, strömen etwa 20% des Blutes durch die Muskeln; aber wenn Sie aktiv sind, steigt dieser Wert auf 85%. Der Magen wird »stillgelegt«, und die Durchblutung des Verdauungssystems geht von 20% auf bis zu 3% zurück. Aus diesen Gründen müssen Sie so wenig wie möglich essen und mit hagerem, hungrigem Gesicht zum Wettkampf gehen. Sie dürfen nicht mehr als 1000 Kilojoule (250 kcal) zu sich nehmen. Das entspricht zwei frischen Früchten oder zwei Gläsern Frucht- oder Gemüsesaft oder vier Scheiben Brot oder fünf Vollkornkeksen. Warten Sie nach dem Essen mindestens zwei Stunden lang, bevor Sie sich Ihrem Lieblingssport widmen. Nach einer vollen Mahlzeit müssen Sie wenigstens vier bis fünf Stunden warten; erst dann ist der Verdauungsprozeß weit genug gediehen. Der richtige Zeitpunkt ist gekommen, wenn Sie wieder hungrig zu werden beginnen.
2. Ballaststoffe sind für eine normale Verdauung unerläßlich. Vor allem regen sie die Sekretion der Verdauungsdrüsen an und wirken sich günstig auf die Darmflora aus. Wenn Ihre Nahrung genügend Pflanzenfasern enthält (das ist gewährleistet, wenn Sie mein Ernährungsprogramm befolgen), können Sie damit rechnen, täglich mindestens 350 Gramm weichen Stuhl auszuscheiden, und in der Regel müssen Sie dreimal die Toilette aufsuchen.

Sportler, die am Tag dreitausend Kalorien oder weniger benötigen, müssen sich diese Ballaststoffmenge aus Gesundheitsgründen einverleiben. Spitzensportler, deren Energiebedarf manchmal erheblich höher liegt und die mehr Ballaststoffe aufnehmen, müßten dabei Nachteile in Kauf nehmen, weil sie die Kapazität des Verdauungssystems überschreiten würden. Die Kost dieser Sportler sollte daher reich an Nährstoffen, aber arm an Fasern sein. Wegen der großen Nahrungsmenge sind dennoch genügend Ballaststoffe vorhanden, um eine reibungslose Verdauung zu ermöglichen.

Achten Sie darauf, daß Sie den Darm mindestens dreimal am Tag gründlich entleeren. Das ist unbedingt notwendig, weil Obst, Salate und Gemüse eine große Menge Ballaststoffe enthalten. Wenn Sie es nicht tun, verringern die enormen Fasermengen Ihr Leistungsvermögen erheblich.

3. Um Ihren Energiehaushalt ins Gleichgewicht zu bringen, haben Sie nur eine Möglichkeit: Sie müssen sorgfältig Ihr Gewicht überwachen. Darum empfehle ich Ihnen, in Phasen des intensiven Trainings sogar über Ihren Appetit hinaus zu essen, weil Sie sehr viel Energie benötigen. Radfahrer müssen die verbrauchte Energie schon während des Rennens ersetzen, denn am nächsten Tag, vor der neuen Etappe, müssen sie sich vollständig erholt haben. Ihr Körper benötigt täglich sechs- bis achttausend Kalorien. Ähnliches gilt für Skilangläufer, Bergsteiger und Teilnehmer an langen Expeditionen in großer Höhe, deren Energieverbrauch zehntausend Kalorien am Tag erreichen kann. Wenn Sie unter diesen Bedingungen Ihren Energiebedarf nicht schnell decken, verlieren Sie Gewicht und Ihre Kondition läßt in besorgniserregendem Ausmaß nach.

4. Ein relativ kleiner Flüssigkeitsverlust in Höhe von zwei Prozent des Körpergewichts genügt, um die Leistungsfähigkeit erheblich herabzusetzen, vor allem in Ausdauersportarten. Sie können die Wassermenge, die Sie beim Sport verlieren, auf der Waage ablesen. Während eines Fußballspiels können Sie sechs Pfund Körpergewicht in Form von Wasser verlieren, während eines Marathonlaufs acht Pfund und während eines

Judokampfes, Ringkampfes oder Basketballspiels vier Pfund. Die einzige Möglichkeit, diesen Konditionsverlust während der körperlichen Belastung auszugleichen, besteht darin, genügend zu trinken. Und darum ist dies meine wichtigste Empfehlung: Trinken Sie reichlich während eines Wettkampfs, damit Ihr Körper ständig über genügend Wasser verfügt.

Ist die Trainingszeit wichtig?

Der Blutdruck, der Puls, die seelische Energie und der Hormonspiegel folgen ihrem eigenen Tagesrhythmus; aber der beste Maßstab, um die richtige Trainingszeit zu bestimmen, ist die Körpertemperatur. Wenn sie von knapp unter 38 °C am Abend auf 36 °C am Morgen fällt, sind Sie körperlich in Ordnung. Nehmen wir aber an, die Temperatur steigt zwischen zehn Uhr und dreizehn Uhr rasch auf 38 °C. Bis neunzehn Uhr ändert sich nicht viel. Von neunzehn Uhr an beginnt sie wieder leicht zu steigen und erreicht gegen zehn Uhr am nächsten Morgen ihren Höhepunkt. Danach fällt die Temperatur schnell. Gleichzeitig lassen alle anderen Körperfunktionen nach: der Blutdruck, das Gedächtnis, der Puls und so weiter. Vielleicht nimmt Ihre Sehkraft um zwei Uhr morgens plötzlich ab, also genau zu der Zeit, wo sich die schlimmsten nächtlichen Verkehrsunfälle und Fehler bei Nachtarbeitern ereignen. Am gefährlichsten sind die Schichten von 18.00 Uhr bis 2.00 Uhr, von 2.00 Uhr bis 10.00 Uhr und von 22.00 Uhr bis 6.00 Uhr. Ihre Hormonuhr zeigt Mittag an, während der Puls Ihnen sagt, es sei achtzehn Uhr, und Ihr visuelles Gedächtnis behauptet, es sei Mitternacht. Schichtarbeiter müssen ihr Training an ihre Arbeitsbedingungen anpassen. Dabei kann ihnen die Kontrolle der Körpertemperatur und deren Aufzeichnung in Form eines Diagramms gute Dienste leisten. Für diejenigen, die eine normale Arbeitszeit haben, gelten einfachere Regeln. Die beste Trainingszeit umfaßt für sie etwa sechs Stunden, nämlich die Zeit von 15.00 Uhr bis 21.00 Uhr. Während dieser Zeit sind Körpertemperatur, Muskeltonus und Koordination am günstigsten, so daß sie Übertraining und andere Probleme leichter vermeiden können.

Wann ist die beste Zeit für einen Weltrekord?

Wenn alle Körperfunktionen ein Hoch erreichen, ist auch die Kondition am besten. Als Spitzensportler müssen Sie darauf Rücksicht nehmen. Kurz nach dem Aufstehen ist die Körpertemperatur noch viel zu niedrig für sehr große Anstrengungen. Wenn Sie dennoch zu früh in einen Wettkampf gehen, zum Beispiel eine Stunde nach dem Aufstehen, riskieren Sie ernste Verletzungen, weil Ihr Körper noch nicht warm genug ist. Wenn Ihr Rennen um halb sechs Uhr morgens beginnt, wie der »Elfstedentocht«, der niederländische Eislauf, ist es am besten, wenn Sie zweieinhalb Stunden vorher aufstehen.

Wenn Sie um jeden Preis einen neuen Weltrekord aufstellen wollen, ist der Spätnachmittag am geeignetsten. Zu dieser Zeit ist Ihre Schmerzschwelle am höchsten, die Körpertemperatur ist optimal, und Sie können am besten »fighten«. Wenn Sie die Tatsache berücksichtigen, daß Sie zwischen 15.00 Uhr und 21.00 Uhr am besten in Form sind, können Sie möglicherweise aus einer respektablen Leistung einen Rekord machen!

Was essen Sie am besten in den Tagen vor einem Wettkampf?

Marathonläufer, Triathleten, Skilangläufer, Radfahrer, Fußballspieler und andere Sportler müssen Kohlenhydrate speichern, damit sie Höchstleistungen vollbringen können. Das bedeutet, Sie müssen stets etwa 90 % Ihrer Energie aus frischem Obst, Salaten, frischem Gemüse und Getreide schöpfen. In den letzten paar Tagen vor dem Wettkampf sollten Sie das Training allerdings reduzieren. Richten Sie sich dabei nach diesem Plan:

So füllen Sie Ihre Glykogenspeicher.

Tag	Training und Ernährung
Samstag	hart oder lang, um die Glykogenreserven zu leeren; Ernährung wie in diesem Buch empfohlen

Sonntag	lang und mit 60 % des Maximums
Montag	wie Sonntag
Dienstag	leichtes Training, um die Muskeln zu üben und den Glykogenverbrauch einzuschränken
Mittwoch	wie Dienstag
Donnerstag	wie Dienstag
Donnerstag	am Abend eine kohlenhydratreiche, ballaststoffarme Kost
Freitag	brechen Sie den Rekord! Nach dem Wettkampf: frischen Fruchtsaft! Abends kohlenhydratreiche Kost, um die erschöpften Glykogenreserven so schnell wie möglich aufzufüllen und einer Muskelversteifung vorzubeugen.

Wenn Sie hart oder lange trainieren, verbrauchen Sie Ihre Glykogenvorräte. Danach reichern die erschöpften und »keuchenden« Muskeln viel mehr Glykogen an, als sie es normalerweise tun. Deshalb können Sie mit wohlgefüllten Glykogenreserven an den Start gehen.

Glykogengehalt pro hundert Gramm Muskelmasse	
untrainierte Muskeln	1,3 Gramm
trainierte Muskeln (bei kohlenhydratreicher Ernährung)	3,2 Gramm
nach meinem Programm trainierte und mit Glykogen angereicherte Muskeln	4–5 Gramm

Wenn Sie diese Zahlen sorgfältig studieren, erkennen Sie, daß die kohlenhydratreiche Kost, die ich empfehle, die Leistung um 50% erhöht. Zudem haben Sie eine größere Wasserreserve, weil jedes Glykogenmolekül drei Wassermoleküle bindet und sie frcigibt, wenn Sie sie am dringendsten brauchen – während des Wettkampfs. Vergessen Sie aber nicht, daß Sie dieses zusätzliche Wasser möglicherweise als Belastung empfinden; denn die Beine werden schwerer. Wenn Sie aber auf dem Weg sind, verschwindet dieses Problem sehr schnell.

Ernährung nach dem Wettkampf

Unmittelbar nach dem Wettkampf müssen Sie möglichst viel frisches Obst essen und Fruchtsaft trinken, um die Wasser-, Vitamin- und Mineralreserven aufzufüllen. Trinken Sie nicht zu früh Zitrussaft; denn die Zitronensäure kann zu Magenbeschwerden führen. Wenn Sie den Zitrussaft mit der gleichen Menge Apfelsaft oder Wasser mischen, tritt dieses Problem jedoch nicht auf. Denken Sie daran, daß Sie diesen Saft **nicht kühlen** dürfen, um den Magen nicht zu stark abzukühlen. Ihr Körper erzeugt keine großen Wärmemengen mehr; aber die Mechanismen, die ihn kühlen, arbeiten noch eine Weile weiter.

Sie können eine Stunde nach dem Genuß des Fruchtsaftes oder zwei Stunden nach dem Verzehr des frischen Obstes eine volle Mahlzeit aus kohlenhydratreichen Lebensmitteln essen. Nur diese Nahrung füllt die erschöpften Glykogenvorräte wieder auf, und nur so können Sie sicher sein, daß Sie sich schnell erholen und weder Muskelkrämpfe noch steife Muskeln bekommen. Wenn Sie nach einem schweren Wettkampf oder Training mit der kohlenhydratreichen Mahlzeit länger als vier Stunden warten, garantiere ich Ihnen, daß Ihre Muskeln steif werden. Beachten Sie also nach Ihrem Sieg folgende Punkte:

- Ihre Glykogenvorräte sind erschöpft. Sie können einem Übertraining nur vorbeugen, wenn Sie die Glykogenreserven schnell auffüllen.
- Selbst wenn Sie keinen großen Appetit haben, weil Sie noch müde sind, müssen Sie ausreichend essen; denn verkrampfte und steife Muskeln in den Tagen nach dem Wettkampf sind die Folge eines Glykogenmangels. Es gibt also nur eine Methode, steifen Muskeln vorzubeugen: essen, essen und nochmals essen!

Wenn Sie reichlich Obst, Salate, Gemüse und Getreide – vor allem Reis – gegessen haben, sind Ihre Glykogenreserven meist nach einem Tag wieder vollständig aufgefüllt. (Wenn Sie sich weiter so ernähren, wie Sie es jetzt tun, dauert es fünf bis sechs Tage!) Dann sollten Sie wieder zu Höchstleistungen imstande sein. Nach besonderen Belastungen, zum Beispiel nach einem Marathonlauf, brauchen die Muskeln allerdings etwas länger, um sich zu erholen – aber sie regenerieren sich um Tage schneller als bei der üblichen Zivilisationskost. Dies liegt an der Enzymflut, die Sie mit Ihrer SonnenKost aufnehmen.

Auch für Sportlerinnen gelten die genannten Regeln, aber es gibt eine Ausnahme: Sie brauchen nur die Hälfte bis drei Viertel der Menge zu essen, die Männer benötigen, auch wenn es frustrierend sein kann, zusehen zu müssen, welche Portionen die Männer vertilgen. Männer müssen mehr essen als gleich große und gleich schwere Frauen, weil sie mehr Muskeln haben. Je mehr Muskeln Sie haben, desto mehr Energie verbrennen Sie und desto mehr können Sie essen. Das sind die schlechten Nachrichten. Doch es gibt auch gute Nachrichten für Sie als Sportlerin: Wenn Sie sich an meine Ernährungsempfehlungen halten, können Sie viel mehr essen als bisher; denn die natürlichen, überlegenen Lebensmittel – Früchte, Salate und Gemüse – setzen weniger Gewicht an! Als Frau wird es Ihnen wesentlich leichter fallen, sich ausschließlich von Früchten zu ernähren, und dank der vielen Vitamine und Mineralien in dieser Kost können Sie sogar bessere Leistungen vollbringen als viele Männer, die kaum jemals eine hundertprozentige Früchtekost durchhalten.

Was ist zu tun, wenn Sie abnehmen oder zunehmen wollen?

Jeder Mensch hat einen anderen Stoffwechsel; anders gesagt, er verbrennt Energie schneller oder langsamer als andere. Dennoch gelten für alle dieselben Grundsätze:

- Wenn Sie Gewicht verlieren, nehmen Sie nicht genug Kalorien zu sich, selbst wenn Sie kiloweise Obst, Salate und Gemüse essen. In diesem Fall rate ich Ihnen, weniger Obst und Gemüse und mehr stärkehaltige Lebensmittel zu essen.

- Wenn Sie Gewicht zulegen wollen, müssen Sie sich auf eine kalorienreiche und stärkehaltige Kost mit Gemüsesäften umstellen. Im Vergleich zu anderen Ernährungsformen liefert Ihnen diese Kost mehr Vitamine und Mineralien und baut die Muskulatur stärker auf.
- Vergessen Sie nicht, daß Sie auf Fett und Zucker verzichten müssen. Beide enthalten viel Energie, aber sehr wenig Nährstoffe. Und genau aus diesem Grund sollten Sie zwei- bis dreimal soviel essen wie bisher!

Wie schnell können Sie sich auf SonnenKost umstellen?

Ich werde oft nach dem schnellsten Weg zur Höchstform gefragt. Meine Antwort lautet immer: **Übereilen Sie nichts!** Es dauert lange, alte Gewohnheiten, vor allem alte Eßgewohnheiten, aufzugeben. Sie können zum Beispiel mit Fruchtsaft zum Frühstück beginnen. Das wird Ihnen ohne Zweifel guttun, und Sie können Schritt für Schritt weitermachen. Dann können Sie alles Fett vom Speisezettel verbannen und warten, bis sich der Körper daran gewöhnt hat. Meist dauert das nur wenige Tage oder Wochen. Danach können Sie Ihren Eiweißkonsum so weit wie möglich einschränken. Es ist viel besser, alle diese Vorhaben mit Bedacht in die Tat umzusetzen. Versuchen Sie nicht, zu schnell vorzugehen, sonst besteht die Gefahr, daß Sie bald in Ihre alten, leistungsmindernden Gewohnheiten zurückfallen. Auf jeden Fall weiß ich aus eigener Erfahrung, daß sich fast jeder Mensch auf SonnenKost umstellen kann, erst recht dann, wenn er entdeckt, daß Kraft und Ausdauer dabei zunehmen. Lassen Sie sich zusammen mit diesen Menschen von Ihrer Begeisterung durch die exotische Welt der Früchte und Gemüse tragen!

Und vergessen Sie nicht folgende Hinweise:

- Obst, Salate und Gemüse sind überlegene, natürliche Lebensmittel. Wir können sie weder verbessern noch nachahmen. Darum sollten Sie sie so wenig wie möglich erhitzen und zubereiten. Gesundheit, Lebensfreude und sportliche Höchstleistungen sind Ihr Lohn.
- Eine wohlschmeckende, richtig zusammengestellte Mahlzeit belebt die Magenmuskeln von Grund auf. Außerdem regt sie die

Ausscheidung von Abfallprodukten und den Kreislauf an und erfrischt die Seele. Spüren Sie, wie Ihre Energie zunimmt?

- Sie sind von Natur aus ein Früchteesser. Darum sind Südfrüchte für Stadtbewohner heutzutage unentbehrlich. Früchte tragen neues Leben in Form von Samen (also Embryonen) in sich. Wenn diese Samen in der Erde keimen und wachsen, können sie große Obstbäume hervorbringen. Zudem sind Früchte reich an energiespendenden Nährstoffen, die im saftigen Fruchtfleisch enthalten sind, das die Samenkerne umgibt. Das ist der Beweis, daß Früchte vollständige Lebensmittel sind, in denen große Kräfte verborgen sind. Essen Sie sie pfundweise, wenn Sie können!

Warnung: Bewahren Sie Obst nie im Kühlschrank auf; denn dort kann es nicht nachreifen. Ein weiterer großer Nachteil besteht darin, daß Ihnen vor eiskaltem Obst schaudert, und das könnte Sie veranlassen, Ihre Früchtekost aufzugeben. Bewahren Sie also Ihr Obst bei Zimmertemperatur auf.

Kapitel 10

Lebensmittelkombination für Spitzensportler

Aus Früchten, Gemüse und Stärke können Sie verschiedene Menüs zusammenstellen. Spitzensportler benötigen viel Energie. Die nachstehend genannten Kombinationen verfolgen das Ziel, Sie mit der natürlichen Energie der SonnenKost »aufzuladen«.

Wenn Sie dieses Programm befolgen, werden Sie feststellen, daß Sie in Ihrer Lieblingssportart erfolgreicher sind und daß auch in Ihrem Sexualleben eine spektakuläre Wendung zum Besseren eintritt. Anders kann es gar nicht sein; denn aufregender Sex und Spitzensport verlangen beide ein Höchstmaß an Gesundheit und Fitneß, und das bedeutet, daß Sie eine Menge Vitamine, Mineralien und Enzyme brauchen. Die hier vorgestellten Menüs liefern sie Ihnen!

Dieses Ernährungsprogramm ist neu und an die Bedürfnisse Ihres Körpers angepaßt. Es schenkt Ihnen ein Leben lang Supergesundheit, Energie und Unbesiegbarkeit, und zwar in allen Lebensbereichen.

A. Früchte

Obst und Stärke vertragen sich schlecht. Nur die folgende Kombination ist möglich:

Früchteburger à la Geryl

1 dicke Scheibe Vollkorn-Brot
Avocado

Schneiden Sie die Avocado in Scheiben, und verteilen Sie sie auf dem Brot.

Anmerkung: Früchtereste bleiben oft an den Zähnen kleben und gären dort ziemlich schnell. Die Folge ist schlechter Atem. Darum sollten Sie alle Reste mit einer weichen Bürste entfernen. Dann können Sie sicher sein, einen guten Atem zu haben.

B. Gemüse

Gemüse läßt sich mit Stärke wesentlich besser kombinieren als Obst. Ich bin sicher, daß Ihnen die folgenden Menüs schmecken werden.

Gemüsesaft (aus Karotten, Sellerie und Kopfsalat); nach 1–1½ Stunden:

+ Reis / Vollreis
+ Vollkorn-Brot
+ stärkefreies Gemüse
+ stärkearmes Gemüse
+ wenig Fett (Butter, Sahne, Olivenöl, leicht gekochtes Eigelb)

Grünburger à la Geryl I

2–3 Gläser Gemüsesaft; nach 1 ½ Stunden:
belegte Vollkorn-Brote oder Vollkorn-Brötchen mit
60 g grünen Bohnen und
60 g Karotten gekocht bzw. gedünstet

Würzen Sie mit Oregano oder anderen Kräutern, und vergessen Sie nicht, die in der Pfanne verbliebene Flüssigkeit zu verwenden.

Grünburger à la Geryl II

Gemüsesaft und
Brot mit
Avocadoscheiben
Kürbis
Karotten
grünen Bohnen gekocht bzw. gedünstet (jung und zart)
Kräuter zum Würzen

Spüren Sie, wie Ihre Energie dank dieser Menüs zunimmt? Dies liegt daran, daß diese Grünburger wenig Fett, aber viele Vitamine und Mineralien enthalten, so daß sie den Magen viel schneller verlassen und wenig Zellenergie zum Abbau benötigen. Die Folge ist, daß Ihr Leistungsvermögen zunimmt und Ihnen alle Anstrengungen leichter fallen.

Menü für Wilde

Möchten Sie nach einem anstrengenden Training rasch wieder in Form kommen? Dann probieren Sie diese Superkombination. Sie schmeckt nicht nur köstlich, sondern sie enthält auch viele Vitamine, die Sie mit der Energie des Südens versorgen.

2–3 Gläser Gemüsesaft (aus Karotten, Sellerie und Kopfsalat); nach 1½ Stunden:

Vollkorn-Brotscheiben oder Vollkorn-Brötchen mit
Kohlrabi
Bambussprossen
Chicorée
1–2 Kolben Mais

Streichen Sie ein wenig Butter oder Sahne auf das Gemüse, und essen Sie dazu gedünsteten Mais (die Körner direkt vom Kolben wie unsere wilden Urahnen!).

Gemüsemischung I

Gemüsesaft und nach 1½ Stunden:
»Doppeldecker«-Sandwiches oder Brötchen mit
Kartoffeln
Kürbis
Rosenkohl oder grünen Bohnen
Karotten

Hacken Sie das Gemüse und die Kartoffeln, dünsten Sie beides, und lassen Sie es durch den Mixer laufen. Streichen Sie die Mischung dick aufs Brot, und würzen Sie mit Kräutern.

Warnung: Wenn Sie zu Blähungen neigen, müssen Sie folgende gekochten Gemüse meiden: Zwiebeln, Lauch, alle Kohlarten, Erbsen, Bohnen, Schwarzwurzeln.

Gemüsemischung II

Diese gemixten Gemüse geben Ihnen, was Sie brauchen: eine Fülle von Vitaminen und Mineralien, um die Blutgefäße zu verjüngen und die Muskeln zu stärken.

Gemüsesaft und nach 1½ Stunden:
»Doppeldecker«-Sandwiches oder Vollkorn-Brötchen mit
Kartoffeln
Karotten
Chinakohl
Chicorée oder Knollensellerie

Hacken Sie das Gemüse und die Kartoffeln fein. Dünsten Sie alles, und mixen Sie es. Verteilen Sie die Mischung dick aufs Brot, und würzen Sie mit Kräutern.

Supervitamin-Sandwiches

Nur frisches Gemüse enthält alle Vitamine. Darum sollten Sie sich die Chance nicht entgehen lassen, regelmäßig Kombinationen wie die folgende zu essen:

Frischer Gemüsesaft oder frisches Gemüse und Sandwiches oder Vollkorn-Brötchen mit
Avocado
60–150 g Keimlingen
frischem, fein gehacktem Gemüse, zum Beispiel: Blumenkohl, Brokkoli, Pilze, Mais, Kopfsalat, Löwenzahnblätter, Fenchel, Chicorée, Chinakohl, Rot-, Grün- oder Weißkohl, Karotten.

Es ist **sehr wichtig**, daß Sie alle Gemüse fein hacken oder mahlen, um Verdauungsproblemen vorzubeugen. Manche Gemüsearten sind im rohen Zustand schwer verdaulich, weil die Verdauungssäfte die

Zellinhalte nicht freisetzen können. Dann zerfällt diese vitaminreiche Nahrung im Darm und gärt ebenso wie der Inhalt der Bottiche in einer Brauerei. Rumpeln im Darm und ein geblähter (vielleicht auch schmerzender) Bauch sind die bekannten Folgen. Beim Zerfall entsteht Alkohol, der Vitamin B zerstört und somit die Kondition schwächt. Manche fanatischen Gemüserohköstler haben die gleichen rötlich-blauen Nasen und Ohren wie Alkoholiker!

Folgende Gemüsearten sollten Sie **nicht roh** essen, wenn Sie Verdauungsprobleme haben: alle Salatarten, alles Grünzeug und alle Wurzeln sowie Kohl (Kohl ist sogar gekocht schwer verdaulich). Beachten Sie außerdem folgende wichtige Hinweise:

1. Hacken Sie alle rohen Gemüse fein, damit sie leichter verdaulich sind. Wenn Sie dies versäumen, riskieren Sie Gärung und den Verlust Ihrer Kondition!
2. Essen Sie kein Obst und Gemüse gleichzeitig. Das führt leicht zu Gärungszuständen, und Ihre Kondition ist im Eimer.
3. Meiden Sie ungünstige Kombinationen wie Paprikaschoten und Stärke oder Spinat und Kartoffeln; sie können ebenfalls Gärung auslösen.

Hauptmenü des Spitzensportlers

Das Wichtigste an diesem Menü ist, daß es gut schmeckt. Es ist sonnenklar, daß es auch energiereich ist, da es viel Stärke enthält.

Frisches Gemüse oder frischer Gemüsesaft

+ Kartoffeln (150 g) oder Reis (60–300 g) oder Brot (100–300 g)
+ stärkearmes Gemüse
+ stärkefreies Gemüse
+ 1 oder 2 rohe oder leicht gekochte Eigelb
Kräuter oder ungesalzene Gemüsebrühe zum Würzen
etwas Butter oder Sahne

Anmerkung:

- Kartoffeln, Reis und Brot essen Sie am besten zur Abendmahlzeit; denn sie machen das Essen schmackhafter.
- Wenn Sie sehr hart trainieren und einen hohen Energiebedarf haben, essen Sie mehr Reis.
- Mischen Sie das Eigelb in die Kartoffeln oder ins Gemüse.
- Trinken Sie Karotten-Sellerie-Kopfsalat-Saft; er schmeckt bei weitem am besten. Trinken Sie ihn spätestens fünfzehn Minuten vor dem Essen – das ist äußerst wichtig!
- Wenn Sie Fett verwenden, nehmen Sie Butter – aber nicht mehr als 30 Gramm am Tag.

Warnung:

Wenn Sie viele warme Speisen essen, werden die Zunge, die Schleimhaut, die Speiseröhre und die Magenschleimhaut »aufgeheizt«. Die Magenschleimhaut, die mit dem Essen in Berührung kommt, ist besonders gefährdet. Außerdem gerät das Temperaturzentrum im Hypothalamus durcheinander. Die Folgen sind unangenehm: Sie fühlen sich müde, schläfrig und unwohl. Essen Sie also niemals zu heiße Speisen! Wenn nötig, stellen Sie sie eine Minute in den Kühlschrank, oder blasen Sie sie kühler. Sie werden überrascht sein, wie wach Sie sich fühlen.

Gemüse-Spezial I

Karottensaft (1½ Stunden vor dem Essen)
40 g gekochter Reis (Vollreis)
400 g Vollkorn-Brot
Würzen Sie mit Oregano, Paprika usw.
1 leicht gekochtes Eigelb
100 g gedünsteter Blumenkohl
100 g gedünstete Karotten
100 g gedünstete grüne Bohnen

Mischen Sie das Eigelb mit den Kartoffeln, und werfen Sie das Eiweiß immer weg.

Gemüse-Spezial II

Karottensaft (1½ Stunden vor dem Essen)
+ 310 g gedünstete Kartoffeln
+ 35 g gekochter Reis (Vollreis)
+ 400 g Vollkorn-Brot
2 rohe Eigelb (in die Kartoffeln gemischt)
100 g gedünstete grüne Bohnen
100 g gedünsteter Brokkoli
100 g gedünstete Karotten
Würzen Sie mit Oregano, Majoran, Paprika usw.

Gemüse-Spezial III

Karottensaft (1½ Stunden vor dem Essen)
+ 300 g gedünstete Kartoffeln
+ 40 g gekochter Reis (Vollreis)
+ 400 g Vollkorn-Brot
30 g dicke Sahne (in die Kartoffeln gemischt)
40 g gedünsteter Rosenkohl
40 g frische oder gedünstete Pilze
85 g gedünsteter Kürbis
85 g frischer oder gedünsteter Chicorée
Kräuter zum Würzen

Die beste Ernährung für den Spitzensportler

Ein wichtiger Grundsatz lautet: Wenn Sie zwischen den drei Hauptmahlzeiten essen, müssen Sie immer mit Gärung und Blähungen rechnen. Die Reste Ihrer letzten Mahlzeit liegen nämlich noch im Magen, stören die Verdauung der hinzugekommenen Nahrung und rufen Gärung hervor. Achten Sie also darauf, daß zwischen den Mahlzeiten mindestens vier Stunden liegen. Dadurch verringern Sie die Gefahr, Verdauungsbeschwerden zu bekommen.

Gerade wenn Sie sich nach dem Essen unwohl fühlen, müssen Sie die Regeln streng einhalten und nur drei Hauptmahlzeiten essen. Sie werden sie ohne Schwierigkeiten verdauen und daraus maximale Energie schöpfen. Außerdem schränken Sie damit die Gasbildung ein, wenn es auch schwierig ist, sie bei einer kohlenhydratreichen Kost ganz loszuwerden (weißer Reis ruft allerdings keine Blähungen hervor).

Ein Tagesmenü kann so aussehen:

Frühstück

1–1½ Liter Orangensaft

Zwischenmahlzeit

Überhaupt nichts – auch nicht, wenn Sie vor Hunger sterben!

Mittagessen

8 gedünstete Bananen oder

Grünburger oder Früchteburger

Zwischenmahlzeit

Überhaupt nichts!

Abendessen

2–3 Gläser Gemüsesaft (am besten 1½ Stunden vor dem Essen)
1 Gemüse-Spezial nach Ihrer Wahl
Nach einer Stunde:
3–7 gekochte Bananen
nichts sonst, vor allem kein frisches Obst!

Warnung: Rohes Gemüse reagiert mit Obst. Seien Sie also mit Gemüse zurückhaltend, wenn Sie an einem Tag viel Obst gegessen haben!

Anmerkungen:

1. Große Mengen Obst enthalten auch große Mengen Ballaststoffe. Das bedeutet, daß der Fruchtzucker nur langsam ins Blut gelangt, so daß der Blutzuckerspiegel lange stabil bleibt. Wenn Sie zuviel Obst essen, müssen Sie mit Gärung und Blähungen rechnen. Das hängt jedoch zu einem großen Teil von Ihrer Konstitution und von Ihrer körperlichen Aktivität ab. Sie müssen selbst herausfinden, welche Mengen Sie problemlos vertragen.

2. Vergessen Sie nicht, daß Sie auch ein reichhaltiges Mittagsmahl einnehmen müssen. Kauen Sie langsam, und trinken Sie nichts zwischen den Mahlzeiten. Wenn Sie nämlich Stärke mit Wasser sättigen, wird das Verdauungsenzym Amylase (Ptyalin) nicht mehr abgesondert, und die Folge ist Gärung. Darum ist es keine Zeitverschwendung, wenn Sie eine halbe Stunde opfern, um Ihr Mittagessen gründlich zu kauen! Schließlich wollen Sie in Höchstform kommen oder nicht?
3. Wenn Sie abnehmen, müssen Sie mehr essen. Machen Sie aber nicht den Fehler, mehr Eiweiß oder Fett zu verzehren – das kostet Sie Kraft und Ausdauer.
4. Allen, die sich an diese Empfehlungen halten, wünsche ich viel Glück. Und rufen Sie mich an, wenn Sie einen Weltrekord aufgestellt haben!

Kalorienreiche Menüs für Spitzensportler

Die folgenden Rezepte sind für Kraftsportler, Mannschaftssportler, Marathonläufer und Triathleten gedacht. Voraussetzung ist, daß sie die Menge der verzehrten Stärke ihren Bedürfnissen anpassen.

1. Tag

Frühstück

1–1½ Liter frischer Fruchtsaft

Mittagessen

Gekochte Bananen und 2 Birnen oder Papayas oder Grünburger

einige Vollkorn-Brötchen gefüllt mit grünen Bohnen und Karotten

Abendessen

1½ Stunden vor dem Essen 2–3 Gläser Gemüsesaft; dann

1 Gemüse-Spezial I

Zwischenmahlzeiten

KEINE! Auf keinen Fall Obst – es würde Gärung hervorrufen, deren Folge Blähungen und/oder Durchfall wären. Versuchen Sie, nach dem Abendessen nichts mehr zu trinken.

Wichtige Hinweise:

1. Zwischen den Mahlzeiten sollten mindestens vier Stunden liegen. Andernfalls ist das vorherige Essen noch nicht ganz verdaut, und Sie haben ungewollt eine »falsche Kombination« im Magen, die zu Blähungen führt. Wenn Sie Blähungen bekommen, weil Sie zuviel getrunken oder Ihre Mahlzeiten falsch zusammengestellt haben, essen Sie nur Reis und gut gekochte Karotten, sobald sich die ersten Symptome einstellen. Sonst besteht die Gefahr, daß Sie Kalium und Magnesium verlieren und daß sich Ihr Leistungsvermögen deutlich verringert.
2. Trinken Sie nichts zwischen den Mahlzeiten. Ihre Mahlzeiten enthalten reichlich Wasser, und zusätzliche Flüssigkeit kann Durchfall hervorrufen.
3. Essen Sie abends kein Obst! Andernfalls müssen Sie mit Gärung, Durchfall und Blähungen rechnen.
4. Achten Sie darauf, daß Sie den Darm mindestens dreimal am Tag gründlich entleeren. Das ist unbedingt notwendig, weil Obst, Salate und Gemüse eine Menge Ballaststoffe enthalten. Wenn Sie die vielen Fasern nicht loswerden, riskieren Sie einen Konditionsverlust.
5. Wenn Sie Blähungen haben, verzichten Sie auf Zwiebeln, Lauch, Kohl, Bohnen und Erbsen.

2. Tag

Frühstück

½–1 Liter frisch gepreßter Orangensaft (trinken Sie ihn innerhalb einer Stunde)

Imbiß (nach einer Stunde)

einige Scheiben Brot

Mittagessen (nach vier Stunden)

4–8 gekochte Bananen und 2 geriebene Äpfel oder Birnen

Abendessen

Vor dem Essen 2–3 Gläser Gemüsesaft; dann
Reis
+ 1 leicht gekochtes Eigelb
+ grüne Bohnen
+ Karotten
Nach einer Stunde:
3–7 gekochte Bananen

Anmerkung:

Fruchtsaft wird rasch absorbiert. Darum können Sie eine Stunde später Brot essen. Der Vorteil des Saftes liegt darin, daß er Ihnen am frühen Morgen eine Menge Energie liefert.

3. Tag

Frühstück

½–1½ Liter frisch gepreßter Saft (trinken Sie ihn innerhalb einer Stunde)

Mittagessen

Avocados und einige Scheiben Brot

Abendessen

1½ Stunden vor dem Essen 2–3 Gläser Karotten-Sellerie-Kopfsalat-Saft; dann
Gemüse-Spezial III

Imbiß

3–7 gekochte Bananen

Wichtiger Hinweis:

Trinken Sie den Gemüsesaft immer 1½ Stunden vor dem Essen!

Gemüse, das sich nicht mit Stärke verträgt

Viele Gemüsearten, zum Beispiel bitterer Kohl, bittere Endivie, Winterendivie und Paprika, sind nicht zu empfehlen, weil sie konzentrierte Säuren und Reizstoffe enthalten. Zusammen mit Stärke sind sie unverdaulich. Spinat, Mangold, Rote-Rüben-Blätter und Rhabarber enthalten zuviel Oxalsäure und vertragen sich nicht mit Stärke. Auch folgende Gemüse enthalten Reizstoffe (es sei denn, sie sind sehr jung): Schnittlauch, Knoblauch, Zwiebeln, Senfblätter, Petersilie, Rettiche, Brunnenkresse, Schalotten.

Gemüse, das sich sehr gut mit Stärke verträgt

Artischocken, Auberginen, Bambussprossen, Blumenkohl, grüne Bohnen nur gekocht bzw. gedünstet (jung und zart), Chicorée, Chinakohl, junge Erbsen (ohne Hülsen), Fenchel, Karotten, Knollensellerie, Kohlrabi, Kopfsalat, Kürbis, reifer Mais, Pastinaken, Rosenkohl nur gekocht bzw. gedünstet, Schwarzwurzeln, Sellerie, Spargel, Steckrüben, Steckrübenblätter, Zucchini.

4. Tag

Frühstück

½–1½ Liter frisch gepreßter Ananas-Apfel-Orangen-Saft (trinken Sie ihn innerhalb von zwei Stunden)

Mittagessen

Reis und Gemüse

Abendessen

1½ Stunden vor dem Essen Karotten-Sellerie-Kopfsalat-Saft; dann

1 Gemüse-Spezial nach Wahl

5. Tag

Frühstück

1–1½ Liter frisch gepreßter Orangensaft (trinken Sie ihn innerhalb einer Stunde)

Imbiß (1½ Stunden später)

2 Birnen oder 2 gekochte Bananen

Mittagessen

Einige Scheiben Brot + Avocado + Bambussprossen + Sellerie + 1 gebackene Kartoffel

Abendessen

1½ Stunden vor dem Essen Karotten-Sellerie-Kopfsalat-Saft; dann

1 Gemüse-Spezial nach Wahl

Imbiß (nach 1 Stunde)

3–7 gekochte Bananen

6. Tag

Frühstück

1–2 Liter frisch gepreßter Saft (trinken Sie ihn während des Vormittags)

Mittagessen

Gebackene Kartoffeln + einige Scheiben Brot + 1 Kolben Mais + Karotten

Abendessen

1½ Stunden vor dem Essen Karotten-Sellerie-Kopfsalat-Saft; dann

Reis + gedünstetes Gemüse

Imbiß (nach 1 Stunde)

3–7 gekochte Bananen

7. Tag

Frühstück

1–1½ Liter frisch gepreßter Orangensaft (trinken Sie ihn innerhalb von 1½ Stunden) und höchstens 30 Gramm fein gemahlene Nüsse. Wählen Sie aus folgenden Nußarten aus: Cashews, Haselnüsse, Hickorynüsse, Macadamianüsse, Mandeln, Paranüsse, Pecanüsse, Piniennüsse, Pistazien, Walnüsse.

Anmerkungen:

1. Entfernen Sie die Haut der Mandeln; sie enthält eine Substanz, die stark zusammenziehend wirkt.
2. Essen Sie keine Erdnüsse. Sie sind stark säurebildend und schwer verdaulich.
3. Essen Sie Nüsse nicht zusammen mit Trockenfrüchten, sondern allenfalls mit sauren Früchten.
4. Wenn Sie Nüsse gegessen haben, warten Sie mindestens dreieinhalb Stunden, bevor Sie etwas anderes essen.
5. Essen Sie nie mehr als 30 Gramm Nüsse. Sie enthalten zuviel Fett und Eiweiß.

Mittagessen

Einige Scheiben Vollkorn-Brot + Avocado + grüne Bohnen + Spargel + Kürbis. Würzen Sie mit Kräutern.

Abendessen

1½ Stunden vor dem Essen Karotten-Sellerie-Kopfsalat-Saft; dann

1 Gemüse-Spezial nach Wahl

Wichtige Hinweise:

1. Trinken Sie keine Fruchtsäfte nach einer stärkehaltigen Mahlzeit; denn sie bringen die Verdauung der Stärke zum Stillstand und können Durchfall hervorrufen.
2. Essen Sie Bananen und Trockenfrüchte 1½–2 Stunden nach dem Genuß des Saftes, nie mit dem Saft zusammen (diese Kombination ist unverdaulich).
3. Stärke wird nur verdaut, wenn sie trocken ist! Eingeweichtes Brot, Porridge und Brei sind unverdaulich! Essen Sie also Brot, Kartoffeln, Reis usw. stets trocken, wenn Ihnen daran liegt, daß die Stärke verdaut wird. Andernfalls müssen Sie mit Durchfall rechnen. *Dies ist der wichtigste Hinweis in diesem Buch!*
4. Gekochtes Mehl (z. B. Hafermehl) ist so gut wie unverdaulich. Wenn Sie es essen, wird kein Speichel und keine Amylase (Ptyalin) abgesondert, und es bleibt stundenlang im Magen liegen. Gärung ist dann unvermeidlich.

5. Wenn Sie während des Essens trinken, wird die Stärke unverdaulich; sie gärt und verringert Ihr Leistungsvermögen.
6. Auch wenn Sie zuviel wasserreiches Gemüse essen, wird die Stärke schwer verdaulich.
7. Trinken Sie während der ersten zwei Stunden nach einer Mahlzeit nichts. Dann – aber nur, wenn Sie wirklich durstig sind – können Sie etwas reines Wasser (ohne Kohlensäure und Mineralien) trinken – nichts anderes!

Ich verzichte hier auf weitere Menüvorschläge und empfehle Ihnen, in den *Diamond*-Büchern »Fit für's Leben«, Teil I und II, »Neue Eßkultur mit SonnenKost« und bei *Dr. Walker* »Täglich frische Salate erhalten Ihre Gesundheit«, nachzuschlagen.

Kapitel 11

Vitamin- und Mineralpräparate schwächen die Kondition

Wie es sich für einen guten Sportler gehört, halten Sie ständig nach Dingen Ausschau, die Ihnen einen Vorsprung vor den Gegnern verschaffen. Darum sind Sie gern bereit zu glauben, daß Vitaminpillen und Mineralpräparate Ihrer Kondition zu neuen Höhen verhelfen. Doch im Gegensatz zu dieser Vorstellung wird Ihr Leistungsvermögen nicht besser, sondern schlechter, wenn Sie solche Mittel einnehmen.

Nur die Vitamine in der natürlichen Nahrung fördern die Leistung, nicht die Vitamine in Pillen. Um dies zu beweisen, erinnere ich Sie wieder an *Scotts* Südpolexpedition. Dieses Unternehmen scheiterte, weil *Scott* und seine Männer durch Vitamin-C-Mangel stark geschwächt waren. Sein Rivale *Amundsen* hatte dagegen Erfolg, weil er sich auf Obst und Gemüse verließ. Darum blieben er und seine Leute auch unter unglaublich harten Bedingungen in Höchstform. Wenn Sie aber glauben, *Scott* wäre mit seiner Expedition ebenfalls erfolgreich gewesen, wenn er Vitamin-C-Tabletten mitgenommen hätte, irren Sie sich:

– Vitamin C ist eine starke Säure. Wenn Sie es zusammen mit Stärke (Brot, Reis, Getreide, Kartoffeln) zu sich nehmen, stört es die Verdauung; denn zur Stärkeverdauung benötigen Sie das Enzym Amylase (Ptyalin), das im Speichel vorkommt. Wenn Sie nun Vitamin C einnehmen, zerstört es die Amylase, und Sie können die Stärke nicht verdauen. Die Folge sind Übelkeit, Krämpfe und schwerer Durchfall. Das bedeutet, daß Sie viele B-Vitamine nicht verwerten können und erheblich an Kondition verlieren.

- Auch wenn Sie bisher das Gegenteil angenommen haben, ist künstliches Vitamin C im Kampf gegen körperliche Erschöpfung und Skorbut wertlos. Sie werden sogar noch früher an Zahnfleischbluten, lockeren Zähnen und inneren Blutungen leiden. Außerdem heilen Schnittwunden und Blasen nicht mehr ab, wenn Sie Vitamin-C-Zusätze einnehmen. Das synthetische Vitamin C vertreibt nämlich das natürliche Vitamin C aus dem Körper. Für *Scott* hätte dies einen noch früheren Tod bedeutet!
- Schwangere Frauen, die Vitamin C in hohen Dosen einnehmen, bringen Kinder mit akuter Skorbut zur Welt. Auch dies ist darauf zurückzuführen, daß das künstliche Vitamin C das natürliche verdrängt.
- Synthetisches Vitamin C zerstört Vitamin E. Die Folgen können mit der Zeit derart ernst werden, daß Sie an Anämie erkranken, weil die Zahl der roten Blutkörperchen sinkt. Nur wenn Ihnen genügend Vitamin E zur Verfügung steht, kann der Körper gesunde rote Blutkörperchen in ausreichender Menge herstellen.

Wenn Sie Vitamin-E-Zusätze einnehmen, würden Sie sich noch mehr vergiften! Schon 100 I. E. Vitamin E können eine Überdosis sein. Die Symptome dafür sind:

- **Muskelschwäche und Müdigkeit.** Muskelkontraktionen benötigen Energie und somit auch mehr Sauerstoff. Darum verstärkt der Körper die Durchblutung der Muskeln. Wenn ihm genügend Vitamin E zur Verfügung steht, kommen die Muskeln mit weniger Sauerstoff aus und arbeiten mit voller Leistung. Wenn Sie aber Vitamin-E-Zusätze einnehmen, verdrängen sie das natürliche Vitamin E aus dem Körper und die Muskeln verbrauchen viel mehr Sauerstoff, verlieren an Kraft und ermüden schneller.
- **Menstruationsstörungen.** Auch ein Anschwellen der Brust bei Frauen ist möglich. Die Ursache ist meist die gleichzeitige Einnahme von Vitamin C und Östrogen. Beide verbrauchen die Vitamin-E-Reserven der Frau. In diesen Fällen sollten Sie unbedingt aufhören, Östrogen einzunehmen, und zwar mindestens drei Jahre lang, und selbstverständlich müssen Sie auf Vitamin-E-Zusätze verzichten.

- **Zerstörung von roten Blutkörperchen und Bildung giftiger Substanzen.** Alles, was die Wände der roten Blutkörperchen schwächt, kann dazu führen, daß diese Zellen platzen. Dann strömt das Hämoglobin aus der Zelle und ist nicht mehr imstande, Sauerstoff zu transportieren. Die Ursache dafür kann Wasserstoffperoxid im Körper sein. Das ist ein »freies Radikal«, das bei der normalen Atmung entsteht; wenn es nicht unschädlich gemacht wird, ist es gefährlich. Vitamin E spielt eine wichtige Rolle bei der Neutralisierung des Peroxids. Aber wenn Sie zusätzliches Vitamin E einnehmen, verdrängt es, wie bereits gesagt, das natürliche Vitamin E aus dem Körper, und da das synthetische Vitamin E biologisch nahezu inaktiv ist, kann sich das gefährliche Wasserstoffperoxid ansammeln, und die roten Blutkörperchen werden brüchig und befördern weniger Sauerstoff.

- **Verkürzung der Lebenszeit der roten Blutkörperchen.** Eine Überdosis Vitamin E verringert die Lebenserwartung der roten Blutkörperchen auf weniger als 120 Tage. Das bedeutet, daß der Organismus die Produktion von roten Blutkörperchen erhöhen muß, und das stellt eine größere Belastung für ihn dar. Wenn zu viele rote Blutkörperchen zerstört werden, ist Anämie die Folge.

- **Hoher Blutdruck und Herzstörungen.** Menschen, die an rheumatischen Herzbeschwerden leiden, müssen mit Vitamin-E-Zusätzen besonders vorsichtig sein. Bei ihnen ist nämlich eine Seite des Herzens stärker geschädigt als die andere. Wenn das Vitamin E diese Seite noch mehr schwächt, kann ein tödlicher Herzanfall die Folge sein.

- **Grippeähnliche Symptome.** Weitere Symptome einer Vitamin-E-Überdosis sind: Übelkeit, Durchfall, Kopfschmerzen, Schwindelgefühle und Müdigkeit – Symptome, wie sie auch bei der Grippe auftreten.

- **Zu niedriger Blutzuckerspiegel.** Wenn Sie zusätzliches Vitamin E einnehmen, stören Sie die Mechanismen, die den Blutzuckerspiegel regulieren. Dann wird das Glykogen nicht mehr optimal umgewandelt und Ihre Kondition leidet darunter.

Die Beziehung zwischen Vitamin E und Vitamin F

Vitamin F ist ein anderer Ausdruck für mehrfach ungesättigte Fettsäuren (dazu gehören unter anderem Linolsäure und Linolensäure). Man empfiehlt Ihnen diese Fettsäuren zur Eindämmung des Blutcholesterins. Wissenschaftliche Studien haben aber gezeigt, daß die gesamte Menge des verzehrten Fettes und Zuckers entscheidend ist, nicht die Aufnahme von Cholesterin. Außerdem zerstören diese Fettsäuren das Vitamin E, und die Folgen sind die gleichen wie beim Vitamin-E-Überschuß. Es gibt aber noch weitere Bedenken:

- Mehrfach ungesättigte Fettsäuren sind freie Radikale. Wenn sie mit Sauerstoff in Berührung kommen, werden sie rasch in gesättigte Verbindungen umgewandelt (zum Glück!). Wenn Sie Diätmargarine auf den Tisch stellen und sie aufs Brot streichen, ist vermutlich keine ungesättigte Fettsäure mehr darin enthalten!
- Nur Antioxidantien wie Vitamin C und E können die im Körper vorhandenen freien Radikalen neutralisieren. Wenn Sie nur Pflanzenöl und Diätmargarine essen, leiden Sie bald an Vitamin-E-Mangel und werden anfälliger für Herzinfarkte. Vitamin E beugt nämlich der Bildung von Blutgerinnseln vor. Die Folge sind Herz- oder Schlaganfälle, sofern das Blut nicht genügend Vitamin E enthält.

Vitamin E und Lezithin

Beide Substanzen werden als Heilmittel bei hohem Cholesterinspiegel angepriesen. Lezithin wird auch in großen Mengen als »intelligenzfördernde« Nahrung gekauft. Neuere Forschungen in mehreren Labors belegen jedoch, daß das im Handel angebotene Lezithin keine der behaupteten wundersamen Eigenschaften hat:

- Die Einnahme von Lezithin verändert den Blutcholesterinspiegel nicht – im Gegensatz zum Chrom in der Nahrung. Die Ursache von Cholesterinablagerungen ist in Wirklichkeit

Chrommangel. Dieses Spurenelement ist in frischem Obst, Salaten und Gemüse reichlich enthalten.

- Wenn Sie ein Lezithinpräparat einnehmen, sinkt der Kalziumgehalt des Blutserums so sehr, daß es zu Problemen kommen kann. Wenn der Kalziumspiegel unter einen bestimmten Wert fällt, muß sich der Körper Kalzium aus den Knochen besorgen. Offenbar zieht er dabei zuerst das Kalzium in der Wirbelsäule und in den Rippen heran.
- Zahnärzte sagen, Lezithin führe auch zu Kalziumverlusten in den Zähnen und schwäche sie erheblich.
- Wenn Sie Lezithin einnehmen, fühlen Sie sich oft abnorm müde. Wenn Sie damit aufhören, kehrt Ihre Energie innerhalb einer Woche zurück.

Können Vitamin-B-Pillen die Energie erhöhen?

- Das Vitamin B aus Tabletten bleibt im Körper inaktiv.
- In größeren Mengen führen diese Vitamine zu Gärung im Körper. Dann werden Kohlenhydrate nicht mehr verdaut und die Glykogenvorräte nicht mehr rechtzeitig aufgefüllt.
- Wenn Sie B-Vitamine in sehr hohen Dosen (50 mg oder mehr am Tag) einnehmen, verlieren Sie eine Menge Mineralien. Wenn dieser Zustand jahrelang anhält, brechen Sie körperlich und seelisch zusammen. Symptome dafür sind seelische Störungen, Verhaltensänderungen, Hypernervosität, Nerven- oder Muskelschwäche und andere.
- Wie die anderen Vitamine des B-Komplexes ist auch das B_2 (Riboflavin) wasserlöslich. Im Wasser hat es eine tiefgelbe Farbe. Wenn Sie zuviel Riboflavin einnehmen, wird es im Urin ausgeschieden. Je tiefer die gelbe Farbe des Urins ist, desto größer war die Überdosis.
- Nach einer Vitaminüberdosis dauert es zwei bis vier Jahre, bis die natürlichen Vitamine wieder in normalen Mengen im Körper vorhanden sind. Erst dann sind Sie imstande, Höchstleistungen zu vollbringen!

Bierhefe – eine gute Vitamin-B-Quelle?

Auch Bierhefe ist keine gute Vitamin-B-Quelle. Sie enthält zwar eine Menge B-Vitamine, aber ihre Nachteile sind bei weitem größer als die Vorteile:

- Bierhefe verträgt sich mit keinem anderen Nahrungsmittel, schon gar nicht mit Obst, Eiweiß oder Fett (das ergibt eine völlig unverdauliche Verbindung). Gärung im Magen-Darm-Trakt, Verdauungsstörungen und weitgehende Zerstörung des Vitamin B sind die Folge.
- Selbst wenn Sie Bierhefe auf nüchternen Magen essen, löst sie im Körper Gärung aus. Symptome dafür sind schlechter Atem, saure Winde, unregelmäßige Darmentleerung, Blähungen und ein schlechter Geschmack im Mund.
- Die Gärung wandelt den Zucker in der Nahrung in freie Radikale und Alkohol um. Das erklärt, warum die Einnahme von Bierhefe manchmal zu ungewollter Trunkenheit führt.
- Viele Psychiater und Ärzte haben bestätigt, daß manche Patienten die geschlossene Abteilung verlassen konnten, wenn sie aufhörten, Bierhefe zu essen. Auch Depressionen und andere leichtere seelische Störungen verschwinden dann.

Hilft Vitamin A gegen Akne?

Eine Überdosis Vitamin A verschlimmert die Akne! Und schon die kleinste Dosis kann eine Überdosis sein. Nur natürliches Vitamin A in Form von Beta-Karotin (ein sogenanntes »Provitamin«) kann bei Akne helfen. Das Ergebnis ist dauerhaft, erstaunlich und 100%ig natürlich!

Sind karotinhaltige »Bräunungspillen« zu empfehlen?

Ja, wenn Sie erblinden möchten!

- Das Karotin in den Bräunungspillen ist ein synthetischer Farbstoff. Sein chemischer Name ist Canthaxantin, und es wird unter diesem Namen auch als Farbstoff in Margarinen und in der Lachszucht verwendet (es gibt dem Fisch eine »appetitliche« tiefrosa Farbe).

- Augenspezialisten der Universität Düsseldorf haben nachgewiesen, daß die regelmäßige Einnahme von Bräunungspillen mit der Zeit zur Bildung von winzigen, golden glänzenden Kristallen führt, die sich in der Retina der Augen festsetzen. Wenn sie erst einmal vorhanden sind, scheinen sie so gut wie unauflöslich zu sein.
- Die erste Folge dieser Kristallbildung ist ein drastischer Rückgang des Sehvermögens bei Nacht. Wird das Präparat längere Zeit eingenommen, nimmt auch das Sehvermögen am Tag ab, und es kann zu Dauerschäden im Auge kommen.

Graue Haare durch Vitaminpillen?

Wenn Sie Vitamin B_{12} einnehmen, zerstört es Folsäure. Und wenn Sie an Folsäuremangel leiden, reifen die roten Blutkörperchen nicht vollständig. Noch schlimmer ist es, daß der Organismus die Elemente Kupfer und Eisen nicht mehr ausreichend verwerten kann. Aufgrund des Kupfer-, Eisen- und Folsäuremangels sowie der Überdosis an inaktivem Vitamin B_{12} wird das Haarpigment nicht mehr in ausreichendem Umfang gebildet, und das Haar wird stumpf und weiß. Zusammen mit noch vorhandenen Pigmentresten erzeugt dieses Weiß einen grauen Farbton.

Auch andere Vitamine und Mineralien können zu Haarverlust oder -entfärbung führen, und zwar Vitamin A, Vitamin D, Folsäure, Vitamin B_3 und Vitamin B_6 sowie Kupfer, Zink, Selen und Mangan. Wahrscheinlich gibt es noch mehr davon; aber der Zusammenhang wurde bisher nur bei den eben genannten Vitaminen und Mineralien eindeutig nachgewiesen.

Es gibt noch andere schädliche Mineralien. Dolomit enthält zum Beispiel die Mineralien Kalzium und Magnesium, aber in einer Form, die der Körper nicht verwerten kann.

- Es sind zwei Dolomitpräparate auf dem Markt, eines mit anorganischen Verbindungen (z.B. Kalziumoxid oder Magnesiumoxid), eines mit Ascorbinsäure oder Chelat. Das letztere ist sogar noch schädlicher, weil es in die Zellen eindringt und ihre Aktivität hemmt.

- Bei Menschen, die Dolomit einnehmen, findet man oft einen hohen Gehalt an inaktivem Kalzium im Blut. Das kann zu Fehldiagnosen führen und sogar zur operativen Entfernung der Drüsen, die den Kalziumgehalt des Serums regulieren! Dann haben Sie nur eine Alternative: entweder das Dolomit aufzugeben oder sich operieren zu lassen.
- Eine Haaranalyse offenbart meist einen Kalziumgehalt, der zwei- bis zehnmal so hoch wie die Norm ist. Diese Kalziumflut bringt die interzellulären Reaktionen praktisch zum Stillstand.
- Bei jedem Menschen, der Kalzium oder Magnesium einnimmt, treten Kalzium- und Magnesiummangelsymptome auf, obwohl die Analyse beweist, daß diese Mineralien im Blutserum in abnorm hoher Menge vorhanden sind.
- Wenn Sie aufhören, Kalzium und Magnesium einzunehmen, dauert es zwei bis drei Jahre, bis der Körper »sauber« ist. Das können Sie nur erreichen, wenn Sie mein Ernährungsprogramm befolgen und aktives Kalzium und Magnesium in großen Mengen zu sich nehmen.

Heilt Eisen Anämie?

Anämie geht nur zum Teil auf Eisenmangel zurück. Auch Vitamin-E-, Vitamin-C-, Vitamin-B- und Zinkmangel sind an ihrer Entstehung beteiligt. Diese Mangelzustände treten ein, wenn Sie nicht genügend frisches Obst, Salate und Gemüse essen. Auch die Einnahme von Eisendragées ist gefährlich:

- Das Herz ist eines der Organe, in denen sich Eisenüberschüsse ansammeln. Dies führt im Laufe der Jahre zu Herzschäden und möglicherweise zum Herzstillstand.
- Überschüssiges Eisen oxidiert große Mengen Vitamin C und kann daher Skorbutsymptome hervorrufen. Die Folge ist ein drastischer Konditionsrückgang.

- Überschüssiges Eisen reichert sich nicht nur im Herzen an, sondern auch in den Lungen, in der Bauchspeicheldrüse und in der Leber. Kopfschmerzen, Atemnot, abnorme Müdigkeit und Gewichtsverlust können die Folge sein. Diese Symptome sind nicht sonderlich gut geeignet, Sie in Höchstform zu bringen!

Mehr Leistung durch Gelee Royal?

Forschungen belegen, daß Gelee Royal das Leistungsvermögen **nicht** steigert:

- Sie finden die gleichen Substanzen im Obst, in Salaten und im Gemüse. Warum also soviel Geld dafür ausgeben?
- Die Konzentration aktiver Substanzen im Gelee Royal ist viel zu niedrig, als daß sie eine positive Wirkung auf die Gesundheit haben könnte.
- Forscher, die dem Verzehr von Gelee Royal einst eine positive Wirkung zugeschrieben haben, sprechen jetzt von einem Placeboeffekt.
- Fast alle Produkte auf dem Markt enthalten nur zehn Prozent Gelee Royal. Die fehlenden neunzig Prozent müssen Sie dennoch bezahlen!

Was bewirkt Ginseng?

Ginseng ist ein weiteres »Wundermittel« der Industrie. Doch nach der anfänglichen Euphorie sind wir inzwischen nüchterner geworden. Forscher haben folgendes herausgefunden:

- Die Hälfte der Menschen, die Ginseng einnehmen, sind allergisch dagegen (Symptome sind Kopfschmerzen, schlechter Geschmack im Mund, Schwindelgefühle, Unwohlsein usw.).
- Ginseng enthält viel Alkohol, der eher eine negative als eine positive Wirkung hat.
- In einer Studie der Universität von Südkalifornien wurde kein Einfluß auf die körperliche oder geistige Leistungsfähigkeit von

Sportlern festgestellt. Schlimmer noch – nach längerer Einnahme traten Bluthochdruck, Durchfall, Schlafstörungen und Konditionsrückgang auf.

Warum ist Aspirin gefährlich?

Aspirin (Acetylsalicylsäure) wird oft als modernes Medikament gegen viele Krankheiten bezeichnet. Leichtes Kopfweh, eine beginnende Grippe, Fieber oder Muskelschmerzen – und schon greifen Sie zur lebensrettenden Aspirintablette! Dieses Stimulans kurbelt den Stoffwechsel derart an, daß Sie bald wieder in Form sind und Ihrem Lieblingssport nachgehen können. Ist es wirklich so? *Professor Günther Schwäb* ist nicht dieser Meinung. Er hat vielmehr nachgewiesen, daß *Aspirin* mehr Nebenwirkungen hat als jede andere Arznei:

- Kinder unter fünfzehn Jahren sollten auf keinen Fall *Aspirin* einnehmen. Bei Kindern besteht nämlich ein eindeutiger Zusammenhang zwischen *Aspirin* und dem gefährlichen Reye-Syndrom. Das ist eine Kinderkrankheit, die nach einer Virusinfektion, zum Beispiel Windpocken oder Grippe, auftreten kann. Die Symptome beginnen mit häufigem Erbrechen und Fieber; dann folgen Muskelkrämpfe und Koma. 20 bis 30% der Fälle enden tödlich.
- Acetylsalicylsäure = *Aspirin* hemmt die Sekretion von Verdauungsenzymen und zerstört das Vitamin C im Körper. (*Aspirin* mit Vitamin-C-Zusatz erfüllt diese Aufgabe noch schneller!) Magengeschwüre, Durchfall und schwere Mineralstoffverluste können die Folge sein.
- Wenn Sie *Aspirin* längere Zeit einnehmen, treten kleine Mengen Blut aus den Nieren aus, und Sie müssen mit Nierenkrankheiten und Nierenversagen rechnen.
- *Aspirin* schädigt bei Frauen die Schleimhäute und die Geschlechtsorgane. Zu den möglichen Folgen gehören Unfruchtbarkeit und Krebs im Gebärmutterhals.
- *Aspirin* lindert tatsächlich die Symptome einer Erkältung – aber nicht deren Dauer (etwa zwei Wochen). Wenn Sie in diesem

Zustand Sport treiben, erschöpfen Sie die Reserven Ihres Körpers, und es dauert noch länger, bis Ihr Leistungsvermögen wiederhergestellt ist.

- *Aspirin* hat noch andere Nebenwirkungen, zum Beispiel: Ohrensausen, Nervenstörungen, laufende Nase, Brustschmerzen, Herzstolpern, Hautentzündungen und Kurzatmigkeit.
- Wenn Sie an Lungenentzündung oder Bronchitis leiden, dürfen Sie auf keinen Fall *Aspirin* einnehmen; denn es verschlimmert Ihren Zustand, weil es Vitamin C zerstört.

Kraft durch Hormone?

Einerlei, wie viele Nachteile ein gewöhnliches Medikament wie *Aspirin* haben mag – die Nachteile der Hormonpräparate sind schlimmer. Die Geschichte eines ehemaligen Konsumenten sagt alles:

»Ich muß einen hohen Preis dafür zahlen, daß ich das Zeug eingenommen habe. Mit 39 Jahren bin ich nach ein paar Stunden Arbeit hundemüde. Alle meine Energie ist innerhalb kurzer Zeit aufgebraucht.«

Es gibt noch andere Nebenwirkungen: Leberkrebs, Hodenschrumpfung, anfängliche Zunahme des Geschlechtstriebes, gefolgt von einem völligen Verschwinden, bei Frauen Vermännlichung und Vergrößerung der Klitoris, bei Männern Brustbildung. Die Worte von *Jack Vos*, einem bekannten Bodybuilder, sprechen Bände:

»Wenn ich einen Sportler sehe, der fünfzehn Jahre lang trainiert hat, dann weiß ich, daß alles mit rechten Dingen zugeht. Wenn ich aber jemanden sehe, der im Jahr achtzehn Pfund zugelegt hat, dann weiß ich genau, wie er das gemacht hat. Es ist einfach unmöglich, sich diese Muskelmasse in so kurzer Zeit anzutrainieren; das ist abwegig. Darum bin ich sicher, daß ich diesen Mann in zwei oder drei Jahren nicht mehr sehen werde.«

Kapitel 12

Verjüngen Sie sich! Leben Sie intensiver!

Der Tag wird kommen, wo Ihnen klar wird, daß Sie Ihre beste Zeit als Sportler hinter sich haben. Sie werden es daran merken, daß Verletzungen langsamer heilen, daß Sie länger brauchen, um sich nach dem Wettkampf oder Training zu erholen, daß Sie unter Streß eher krank werden und daß Ihre maximale Sauerstoffaufnahme langsam, aber sicher zurückgeht. Ein Verlust von drei Prozent des Sauerstoffaufnahmevermögens kann Sie in unserer extremen Leistungsgesellschaft aus dem Rennen werfen. Und sobald das geschieht, sind Sie in der Glitzerwelt der Spitzensportler nur noch einer von vielen. Zumindest glauben Sie das. Aber Sie irren sich.

Sie haben die gewaltigen, regenerierenden Kräfte in den überlegenen Lebensmitteln der Natur – im Obst, Salat und im Gemüse – unterschätzt. Sie können Sie meßbar verjüngen, geistig, physiologisch und biochemisch. Ihre Haut wird strahlender, Ihre Augen glänzender und Ihre Nerven stärker, und dank der Kaliumfülle in der Nahrung werden Ihre Blutgefäße leistungsfähiger, die biochemischen elektrischen Impulse werden stärker, weil Ihnen mehr Vitamine, Mineralien und Glykogen zur Verfügung stehen, Ihre Lungen werden kräftiger, weil Sie mehr Beta-Karotin zu sich nehmen, und so weiter. Kurz gesagt, dieses Programm hilft Ihnen, die Anzeichen des Alters zu bekämpfen, die Ihre sportliche Laufbahn zu beenden drohen, und Sie können sich als verjüngter Mensch wieder an den Start begeben. Und dank Ihrer Erfahrung können Sie noch viele Jahre lang Höchstleistungen erbringen.

Diese Ernährung hält Sie also länger jung; denn die Mineralien, Spurenelemente, Enzyme, Hormone und ätherischen Substanzen in frischen Früchten und frischem Gemüse sind die stärksten Antioxidantien, die wir heute kennen – sie machen die freien Radikalen unschädlich.

Freie Radikale sind zerstörerische Substanzen, die im Körper sehr aktiv sind. Sie sind äußerst instabil und schädigen die Zellen einschließlich des genetischen Zellmaterials, der DNS. Das geschieht durch Elektrokution, so wie Ihr Fernsehgerät nach einem Blitzeinschlag implodiert. Konditionsrückgang, Gesundheitsprobleme und vorzeitige Alterung sind die unvermeidlichen Folgen, wenn zu viele freie Radikale vorhanden sind. Sie lauern Ihnen überall auf: im gekochten Essen, in der verschmutzten Luft, im Wasser, das Sie trinken oder in dem Sie baden (es enthält das freie Radikal Chlor), im Alkohol, im Kaffee und so weiter.

Aber Sie können die freien Radikalen mit einer antioxidativen Therapie bekämpfen, das heißt, indem Sie reichlich Lebensmittel essen, die viel Vitamin C, Vitamin B_1, Vitamin E, Beta-Karotin und andere Wirkstoffe enthalten. Anders gesagt, SonnenKost macht freie Radikale unschädlich. Das bedeutet, daß weniger Zellen geschädigt oder zerstört werden und daß Sie länger jung bleiben. Auf diese Weise können Sie zehn Jahre länger in Höchstform bleiben als mit jeder anderen Ernährung.

Antioxidantien sind auch bei Verletzungen wichtig. Wenn Sie beispielsweise den Knöchel verstauchen, bilden sich eine Menge freie Radikale. Auf der Haut sehen Sie nur eine verfärbte Schwellung; doch der wahre Krieg wütet im Inneren. Histamine reizen zum Beispiel die verletzten Nervenenden, und Sie verspüren Schmerzen. Die Schmerzen hindern Sie daran, weiter aktiv zu sein und sich noch mehr zu verletzen. Gleichzeitig werden Antikörper mobilisiert, um einer Infektion vorzubeugen. Bei all diesen Prozessen und vielen anderen entstehen freie Radikale. Diese kriegerischen freien Radikale greifen gesunde Zellen an, schädigen sie und verlängern dadurch die Genesungszeit. Und die Verletzung heilt so schlecht, daß Sie für weitere Verletzungen an derselben Stelle anfällig bleiben. Darum müssen Sie den verletzten Körperteil ruhigstellen und ihn mit Eiskompressen behandeln.

Außerdem ist es wichtig, daß Sie den Körper reichlich mit »Radikalenfängern« in Form von Antioxidantien versorgen. Wenn Sie mein Programm befolgen, ist das kein Problem für Sie. Die Kost, die ich empfehle, ist fettarm und reich an Beta-Karotin, Vitamin C, Vitamin B_1 und Spurenelementen wie Selen, Chrom, Mangan und so weiter. Ihre Verletzungen werden nur wenig anschwellen und viel schneller heilen. Da wir über Vitamine bereits gesprochen haben, wollen wir uns nun mit den Spurenelementen befassen.

Spurenelemente

Spurenelemente beschleunigen die Genesung! Kupfer, Selen, Molybdän, Jod, Fluor und sechzig andere sorgen dafür, daß Sie in Rekordzeit wieder aktiv sein können. Wenn Sie wie 95 % aller Menschen nicht genügend Spurenelemente aufnehmen, geraten Sie in Schwierigkeiten, wenn auch ohne Absicht. Das Schlimmste daran ist, daß Ihre Verletzungen nicht gut heilen. Die Enzyme in den Waschmitteln garantieren Ihnen, daß Ihre Wäsche »weißer als weiß« oder bunter denn je aus der Maschine kommt. Wenn die Wäsche nicht ganz sauber ist, können Sie sie gleich wieder in die Maschine stopfen. Aber der Körper bekommt keine zweite Chance; er muß sich mit der schlecht verheilten Verletzung abfinden. Die »schwachen Enzyme«, die unter dem Mangel an Spurenelementen leiden, können die verletzte Stelle nicht vollständig von Schäden und Abfallprodukten befreien. Auch die Bildung neuer Zellen, die zerstörte Zellen ersetzen sollen, ist beeinträchtigt. Infolgedessen müssen Sie länger inaktiv bleiben, und es fällt Ihnen schwer, wieder in Höchstform zu kommen.

Die »kaputten« Enzyme haben aber noch andere Folgen. Die Wäsche kommt schmutzig aus der Maschine; das heißt, die Abfallprodukte aus den Verletzungen, aus der falschen Nahrung, aus der verschmutzten Luft, aus dem Alkoholabbau usw. sammeln sich an. Verhärtete Arterien, Schwielen, Nierensteine und Akne sind die unangenehmen Folgen. Die Haut wird faltig und verliert ihre Geschmeidigkeit, und Sie sehen wie fünfzig aus statt wie vierzig.

Mit der richtigen Ernährung würden Sie sogar wie dreißig aussehen!

Was bewirken Enzyme?

Sie erfüllen verschiedene Aufgaben. Vor allem spalten sie die aufgenommene Nahrung in leicht verdauliche Komponenten, die das Blut aufsaugen (assimilieren) kann. Es gibt Enzyme, die Eiweiß und Aminosäuren zerlegen; andere kümmern sich um das Kalziumgleichgewicht oder um die Energieversorgung. Auf diese Weise werden Muskeln, Nerven und Drüsen optimal stimuliert und erneuert. Wenn die Verdauung gut ist und die Enzyme ihre Aufgaben voll erfüllen, sind Sie in Bestform und können den Körper bis an die Grenzen seiner Leistungsfähigkeit belasten. Wenn Sie jedoch an Enzymmangel leiden, werden Sie schneller müde und sind anfälliger für Krankheiten und Verletzungen – und Sie altern vorzeitig. Kurz gesagt, Ihre Kondition hängt von der Enzymkonzentration im Körper und von anderen Faktoren ab. Die ersten Anzeichen einer reduzierten Enzymtätigkeit, die Ihnen helfen, Ihr biologisches Alter selbst einzuschätzen, sind Falten und Linien in der Haut, Säcke unter den Augen, ergrauendes Haar, schlaffe Muskeln, Übergewicht, schwächere Knochen und trübere Augen.

Lassen sich diese Vorgänge durch die Ernährung beeinflussen?

Urteilen Sie selbst: Wenn Sie eine Menge Zucker, Fett und Eiweiß verzehren, müssen die Enzyme härter arbeiten, um dieses überflüssige Zeug zu verdauen. Nach einer solchen Mahlzeit fühlen Sie sich hundemüde, weil die Enzyme bereits Ihre ganze Energie bei der Verdauung verbraucht haben. Die Folge ist, daß schon ein geringer Enzymmangel die Verdauung der Nahrung beeinträchtigt, so daß sie zu gären und zu faulen beginnt. Gleichzeitig bilden sich freie Radikale und greifen die Antioxidantien und die Spurenelemente an. Wenn Sie aber viel Fett, Eiweiß und Zucker essen, nehmen Sie fast keine Antioxidantien und Spurenelemente auf, und darum werden Sie schneller alt.

Sie müssen also möglichst viele ungekochte Lebensmittel essen, zum Beispiel frische Früchte. Sie versorgen Sie mit den Enzymen, die die Verdauung unterstützen, und mit Antioxidantien und Spurenelementen. Ihr allgemeines Wohlbefinden, Ihre Verdauung und Ihre Kondition verbessern sich gewaltig. Eine ausreichende Versorgung mit exogenen (von außen zugeführten) Enzymen entlastet die endogenen (körpereigenen) Enzyme in einem Ausmaß, das Sie nicht unterschätzen sollten. Wenn Sie Früchte essen, erleiden die Zellen Ihres Körpers weniger Schäden, und Sie leben länger. Mehr noch – die Antioxidantien, Spurenelemente und Enzyme, die in köstlichen, saftigen Früchten enthalten sind, stimulieren die endogenen Enzyme und haben damit eine doppelte verjüngende Wirkung auf den Körper. Ihre sportliche Höchstform und Ihre glatte Haut bleiben Ihnen länger erhalten.

Auch Organe lassen sich verjüngen. Wenn Sie sich auf eine mineral- und vitaminreiche SonnenKost umstellen, regen Sie vor allem die Enzymaktivität an. Chemisch gesehen beschleunigen Sie damit den Abbau und den Neuaufbau der Zellen und Organe erheblich.

Jeder weiß, daß Körperzellen ständig erneuert werden. Weniger bekannt ist allerdings, daß sich bestimmte Organe innerhalb von drei bis sechs Monaten vollständig erneuern. Vielleicht glauben Sie, die Körperzellen würden alle sieben Jahre einmal erneuert. Das ist nur teilweise richtig; denn die Zellen sämtlicher Organe werden ständig zerstört und ersetzt. Wenn sich dieser Prozeß jedoch verlangsamt, weil die Enzymkonzentration zu niedrig ist, häufen sich alte Zellen und Organe im Körper. Dann wird das Haar stumpf, die Muskeln verlieren ihre Kraft, die Haut ist weniger elastisch, an den Fußsohlen bilden sich Schwielen, und Sie fühlen sich schlaff und lustlos. Machen Sie sich klar, daß Ihre Karriere als Sportler und Ihre Lebenserwartung davon abhängen, wie schnell die alten Zellen Ihres Körpers durch frische, verjüngende Zellen ersetzt werden. Die Arznei gegen all diese Symptome steht Ihnen kostenlos zur Verfügung: Sie können sich darauf verlassen, daß Ihre SonnenKost die neugebildeten Zellen und Muskeln gesünder und stärker macht, als sie heute sind.

Die Beschleunigung und Belebung aller Zellfunktionen ist eine der eindrucksvollen Folgen einer Obst-Salat-Gemüse-Kost.

Außerdem entkalkt der Organismus ältere Organe und macht sie geschmeidiger. Die Widerstandskraft steigt, und die Anfälligkeit für Infektionen läßt erheblich nach, so daß die Zellatmung sich verbessert. Das Sauerstoffaufnahmevermögen nimmt zu, und Sie können extreme Belastungen länger durchhalten.

Diese Regeneration wirkt sich auch äußerlich aus. Die Flut von Enzymen, ätherischen Ölen, natürlichen Antibiotika und Spurenelementen regt die Bildung neuer, frischer Hautzellen an. Ihr Gesicht blüht auf, vor allem wenn Sie eine Frau sind. Ein geschwollenes, faltiges Gesicht weicht einem frischen Teint. Die Haut wird straffer und reagiert schneller auf äußere Einwirkungen. Die Talgabsonderung geht zurück; Akne und andere Hautunreinheiten verschwinden. Kurz gesagt, eine Obst-Salat-Gemüse-Kur kann Ihr körperliches Erscheinungsbild drastisch ändern. Die seelischen Folgen sind neue Lebenslust, anhaltender Optimismus und so weiter. Vor allem Sportlerinnen scheinen von dieser Ernährungsweise begeistert zu sein. Sie beseitigt Falten und gibt der Haut strahlende Frische. Und das macht eine lächelnde Frau besonders anziehend.

Essen Sie niemals aufgewärmte Speisen!

Ihre Antioxidantien sind nämlich zerstört, und sie wimmeln von freien Radikalen, die durch den Kontakt mit dem Luftsauerstoff entstanden sind. Lebt wohl, schöne Haut und jugendliches Aussehen! Dieses Thema ist ernster, als Sie glauben; denn Sie essen eine ganze Menge Speisen, die mehrere Male gekocht oder erhitzt worden sind, ohne daß Sie darüber nachdenken. Ich spreche von Vanillepudding, Toast, gekochten und später gebratenen Kartoffeln, Suppen, Dosengemüse, tiefgefrorenem Gemüse, vorverarbeiteten Gerichten, Essensresten und so weiter. Frische Erbsen verlieren beim Kochen die Hälfte ihres Nährwertes; aber Erbsen in Dosen haben 94 % ihres Nährwertes eingebüßt! Darum können Erbsen aus der Dose oder Gemüse aus der Tiefkühltruhe auf keinen Fall den Körper eines Sportlers aufbauen helfen. Es ist also leicht zu verstehen, warum so viele Menschen an allerlei Krankheiten und Beschwerden leiden, deren Ursache der Mangel an lebenswichtigen Nährstoffen ist. Welche Konsequenzen sollten Sie daraus ziehen?

- **Gekochte Nahrung** verliert ihren Nährwert schnell. Sie müssen sie nach dem Kochen so bald wie möglich essen. Wenn Sie Ihr Essen stundenlang bei geringer Hitze auf dem Herd lassen, zerstören Sie seine Vitamine und fördern die Bildung von freien Radikalen.
- **Aufgewärmtes Essen** verliert derart viele Nährstoffe, daß es den Muskeln, den Lungen, dem Herzen und dem ganzen Körper nichts mehr nützt. Wenn Sie sich davon ernähren, altern Sie schneller und können Ihre Höchstform nicht lange halten.
- Nicht nur aufgewärmte, sondern auch **tiefgefrorene Speisen** sind schädlich. Wissenschaftler haben nachgewiesen, daß in tiefgefrorenem Brot die Hälfte der B-Vitamine zerstört ist.

Auch zwischen Ernährung, Streß und Altern besteht ein Zusammenhang. Die Summe aus positivem und negativem Streß läßt uns altern. Lachen ist ein positiver Streß, darum verlängert es das Leben. Andererseits verringert falsche Ernährung die Lebenserwartung, weil sie heftige Streßreaktionen im Inneren des Körpers hervorruft. Mit gesunder Nahrung können Sie Ihre Streßbelastung abbauen, und auch Ihre Einstellung zum Leben wird rasch positiv beeinflußt. Dadurch verlängert sich Ihr Leben um mehr als nur ein bißchen. Vor allem aber werden Sie mit gesunder Ernährung die gefürchteten »Altersringe« unter den Augen los. Seien Sie ehrlich: Wer von uns wünscht sich das nicht?

Falsche Ernährung, Medikamente, Alkohol, Ärger und Frustration hemmen die Durchblutung der Organe, so daß einige von ihnen härter arbeiten müssen. Die Nebennieren vergrößern sich beispielsweise, wenn sie hyperaktiv sind. Die Geschlechtsorgane werden kleiner und die Drüsentätigkeit läßt nach. Sterilität und Impotenz sind typische Folgen.

Exotische Früchte wie Papayas, Mangos und Ananas sind die Arzneien der Natur im Kampf gegen Impotenz und Frigidität. Mit ihrer Enzymfülle sorgen diese Früchte für eine optimale Stimulierung der Geschlechtsdrüsen. Dank dieses Reinigungs- und Verjüngungsprozesses können Sie dem Alter einige Jahre abringen und das herrliche Gefühl wiedergewonnener Jugendlichkeit genießen.

Die Lebenserwartung und die Potenz hängen vom biochemischen Zustand des Organismus ab. Anders gesagt, Ihre Verdauung bestimmt, wie potent Sie sind und wie lange Sie leben. Diese Körperfunktion ist eben lebenswichtig, und genau darum geht es in diesem Buch. Deshalb weise ich unter anderem immer wieder darauf hin, daß Obst, Salate und Gemüse die einzigen Lebensmittel sind, die Ihnen eine gute Potenz und ein langes Leben verschaffen können. Und darum müssen Sie von jetzt an SonnenKost essen, wenn Ihnen an Höchstleistungen und an einem langen, sexuell befriedigenden Leben liegt!

Das heißt, daß Sie auf Zucker, Fett und konzentriertes Eiweiß verzichten müssen. Es ist lebenswichtig zu wissen, daß der Verzehr dieser Nahrungsmittel Streßreaktionen auslöst, die Ihre Widerstandskraft so schwächen, daß Sie Ihre Lebensenergie verlieren. Ihre Leistung geht derart stark zurück, daß Sie Ihre Laufbahn vorzeitig beenden müssen. Schlimmer noch – wenn Sie dreißig Jahre alt sind, werden Ihre Arterien und Ihr Bindegewebe im gleichen Zustand sein wie die Gefäße und das Gewebe eines hundertjährigen Hunza oder Vilcabambanen!

Auch Sie sind dafür geschaffen, hundert Jahre alt oder älter zu werden – aber unter einer Bedingung: Sie müssen sich gesund ernähren und hart arbeiten. Der amerikanische Wissenschaftler *R. William Whitner* ist der Meinung, daß sich die Lebenserwartung seit 1900 kaum geändert hat: *»Früher haben die Menschen sogar in mancher Hinsicht gesünder gelebt als heute. Sie haben härter gearbeitet und ihrem Körper dadurch genügend Bewegung verschafft. Sie haben sich natürlicher ernährt, vor allem was den Fett- und Zuckerkonsum betrifft. Vielleicht waren sie genauso gestreßt wie wir; aber sie wurden besser damit fertig.«*

Whitner weist die Statistiken als irreführend zurück, die beweisen wollen, daß die Menschen heute viel länger leben:

»Rechnen wir die hohe Kindersterblichkeit und die Epidemien heraus, die wir heute unter Kontrolle haben, und wir sehen auf den ersten Blick, das die Lebenserwartung sich kaum geändert hat. Wenn wir heute nicht hundert Jahre lang leben, sind wir im wesentlichen selbst daran schuld. Wir alle ernähren uns falsch; wir rauchen; wir bewegen uns zu wenig oder gar nicht; wir sind zu dick und trinken zuviel Alkohol und Kaffee. Das sind die Hauptursachen des vorzeitigen Todes.«

Sie haben also nur eine Alternative: Sie können Ihre Energie sinnlos vergeuden, indem Sie sich so ernähren, wie es üblich ist, oder – und das hört sich schon besser an – Sie können versuchen, sich radikal umzustellen. Köstliche Früchte, die wertvollsten Quellen des Lebens, helfen Ihnen dabei. Vielleicht wagen Sie sogar einen Angriff auf Ihre Lebenserwartung – denn es ist durchaus denkbar, daß Sie Ihr Leben um Jahrzehnte verlängern können. Die Vilcabambanen sind der lebende Beweis dafür, daß diese Behauptung nicht aus der Luft gegriffen ist. Sie ernähren sich fast nur von Obst und Gemüse. Dank dieser Ernährung haben sie eine durchschnittliche Lebenserwartung von über hundert Jahren, und viele erfreuen sich noch als 110jährige einer bemerkenswerten Gesundheit.

Es gibt nur einen Weg, ein sehr hohes Alter zu erreichen: Sie müssen mit Ihrem Körper schonend umgehen. Das heißt nicht, daß Sie im Sessel sitzen bleiben sollen; sondern Sie müssen sich so gut wie möglich gegen negativen Streß schützen, vor allem vor vitaminlosen Nahrungsmitteln wie Zucker und Fett. Sie fügen Ihnen irreparable Schäden zu, sowohl körperlich wie auch seelisch. Zucker, eine Substanz ohne Vitamine und Mineralien, reizt beispielsweise die Hirnanhangdrüse. Was Streß und vorzeitiges Altern betrifft, kann man diese Drüse als wichtigstes Anhängsel des Gehirns bezeichnen.

Können wir ewig leben?

Das wäre nur dann möglich, wenn wir alle Abfallprodukte rechtzeitig ausscheiden könnten. Abfälle legen nämlich im Laufe der Jahre eine Körperfunktion nach der anderen lahm. Der einst so geschmeidige Körper wird regelrecht verstopft. Das sogenannte Alterspigment, das sich in den Zellen bildet, ist ein Beispiel dafür. Wenn wir älter werden, konzentriert es sich vor allem im Herzen und in der Leber. Im Grunde handelt es sich nur um winzige, nicht lösliche Ablagerungen, die meist aus der verzehrten Nahrung stammen. Reichlich Obst, Salate und Gemüse zu essen ist die sicherste Methode, die Ansammlung von Abfallstoffen zu bekämpfen. So können Sie länger jung und sportlich bleiben, und Ihr Traum von der ewigen Jugend geht wenigstens teilweise in Erfüllung.

Es gibt noch weitere Tips, die Ihnen helfen, lange zu leben und dabei superaktiv, sportlich und jung zu bleiben. Ich beziehe mich dabei auf *Dr. Harry Miller*, der als Arzt über eine siebzigjährige Erfahrung auf dem Gebiet der **natürlichen Gesundheitslehre*** verfügt:

- **Bleiben Sie schlank.** Das ist der einzige Weg, um wirklich gesund zu bleiben. Wenn Sie über dreißig sind und an Übergewicht leiden, ist eine Fastenkur unbedingt notwendig. Millionen Menschen sterben zu früh, weil sie sich falsch ernähren.
- **Arbeiten Sie hart.** Körperliche Anstrengung ist unerläßlich, damit die Muskeln nicht erschlaffen. Darum ist ein sportliches Hobby ein Muß.
- **Bleiben Sie geistig aktiv.** Hören Sie auf, sich Sorgen zu machen, und benutzen Sie Ihren Verstand, um Ihre Probleme zu lösen. Das ist lebenswichtig, weil nahezu alle Krankheiten ihre Wurzel in seelischen Spannungen haben. Achten Sie einmal darauf: Jeder Erkältung oder Grippe geht ein abnormer seelischer Zustand voraus – Furcht, Sorgen, Wut, Anspannung, Aufregung usw.
- **Führen Sie ein geregeltes Leben.** Essen, schlafen, trainieren, arbeiten und ruhen Sie nach Möglichkeit zu den gleichen Tageszeiten. Damit verhindern Sie »Depressionen am Montagmorgen«, Kopfschmerzen, Migräne, Magenbeschwerden usw. Das kann Ihr Leben nur angenehmer machen.

---

* Nähere Informationen über die natürliche Gesundheitslehre erhalten Sie auf Anfrage bei der Gesellschaft für natürliche Lebenskunde e. V., Stendorfer Straße 3, 27718 Ritterhude.

- **Nehmen Sie keine Medikamente ein.** Ich verurteile besonders die weitverbreitete Einnahme von Schlaftabletten. Diese Mittel zehren an Ihrer Lebensenergie und an Ihrer Lebenserwartung. Sie hemmen eine Anzahl wichtiger Enzyme, die an allen Lebensprozessen beteiligt sind. Da diese Chemikalien die Körperprozesse abschalten, geben Sie Ihnen den »Schlaf«, nach dem Sie sich sehnen. Wenn Sie dabei auch schneller alt werden, weil auch lebenswichtige Enzyme abgeschaltet werden, läßt sich die Pharmaindustrie deswegen keine grauen Haare wachsen.
- **Essen Sie reichlich Obst, Salate und Gemüse.** Die Mineralien und Spurenelemente in organisch angebautem Obst, Salat und Gemüse beugen der Anämie, der Arteriosklerose, der Sterilität usw. vor. Sie regen auch die Enzymaktivität an. Das ist die beste Methode, das Altern zu bekämpfen, das nichts weiter ist als ein Rückgang der Enzymaktivität. Experimente mit Tieren belegen, daß die Lebenserwartung um 40% steigt, wenn die Enzymaktivität durch hochwertige Nahrung stimuliert wird.

Kapitel 13
Höchstform in der Liebe

So wie mein Programm Sie als Sportler in Höchstform bringen kann, ist es auch imstande, Ihre romantischen Fähigkeiten freizusetzen und den Tiger in Ihnen zu entfesseln. Die damit verbundene emotionale Erregung und Spannung macht Sie hart wie Stahl, so daß Sie künftige Schwierigkeiten überwinden können.

Sex in der Nacht vor dem Wettkampf?

Ist Sex in der Nacht vor einem Wettkampf zu empfehlen? Zweifellos. Nach einer emotionalen, gemeinsam erlebten Explosion fühlen Sie sich erfrischt, entspannt und bereit, sich dem Lebenskampf wieder zu stellen. Sie geraten in eine Form, mit der Sie jedermann in Erstaunen setzen. Kurz gesagt, Sie fühlen sich stark wie ein Bär. Denken Sie darüber nach: Nicht der Sex macht Sie schwach und schadet Ihrer Kondition, sondern das nächtelange Herumliegen und die verzweifelte Sehnsucht danach.

Was unterdrückt den Geschlechtstrieb?

Fett! Zuviel Körperfett kann Ihr Geschlechtsleben lahmlegen, weil es die Umwandlung von Androgenen (männlichen Hormonen) in Östrogene (weibliche Hormone) von Grund auf stört. Ihr Sexualtrieb, Ihre Potenz und Ihr Interesse lassen erheblich nach. Zuviel Androgene oder Östrogene können Sie in eine tiefe sexuelle Depression führen. Wenn Sie jedoch viel exotische Früchte essen, nehmen Sie eine Fülle natürlicher Aphrodisiaka zu sich und strömen bald von romantischen Gefühlen über. Liebe ist noch wichtiger als Essen. Wenn Sie Ihre sexuellen Wünsche unterdrücken, ist zwanghaftes Essen die Folge. Sie werden dick, und Ihre Liebesgefühle lösen sich in nichts auf. Wenn Sie sich aber den romantischen Kräften exotischer Früchte und Gemüse öffnen, verlieren Sie eine Menge Pfunde und Ihre Hormonproduktion erreicht neue Höhen.

Selbstverständlich gibt es Gewohnheiten, die Sie weniger romantisch und attraktiv machen:

- **Hoher Salzkonsum.** Sie wachen meist mit Säckchen unter den Augen auf – ein Zeichen dafür, daß die Drüsen zur Zeit mit giftigem Natriumchlorid überlastet sind. Wenn jemand zu Ihnen sagt: *»Du siehst nicht sehr gut aus«*, sind es keine leeren Worte. Und Tests haben gezeigt, daß Sie mehr Haare verlieren, wenn Sie Ihr Essen salzen. Verlieren Sie gern Ihre Haare?

- **Alkohol.** Ein wenig Alkohol von Zeit zu Zeit kann sexuell anregend wirken; aber was zuviel ist, verschafft Ihnen (wie das Salz) Säcke unter den Augen, so daß Sie nach einer durchzechten Nacht kaum noch einen Blick wert sind. Da Alkohol Vitamin B zerstört, müssen Sie mit noch stärkerem Haarausfall und mit Ergrauen rechnen.

- **Rauchen.** Wenn Sie rauchen, kümmert Sie Ihre Gesundheit offenbar nicht sonderlich, und Sie sind nicht daran interessiert, lange Zeit jung auszusehen. Rauchen verringert die Durchblutung der Gesichtshaut. Frauen sind in dieser Hinsicht besonders empfindlich. Eine Raucherin sieht nicht mehr wie zwanzig oder fünfundzwanzig aus, wenn sie fünfunddreißig ist (so wie es der Fall wäre, wenn sie sich von Sonnen-Kost ernähren würde), sondern eher wie vierzig oder noch älter. Wenn Sie aufhören zu rauchen und sich auf eine richtige Ernährung umstellen, können Sie die meisten vom Rauchen hervorgerufenen Falten loswerden. Auch Ihr Teint profitiert erheblich davon, und Sie werden so attraktiv wie eine Blume im Frühling! Überwinden Sie also Ihre Sucht nach der Zigarette, die Ihre Haut krank und fahl macht. Essen Sie lieber einen Apfel – er macht Sie aktiver und erotischer.

– **Schlafmangel.** Solange Sie jung sind, lieben Sie das wilde Nachtleben und machen sich kaum Gedanken über den Schlaf. Aber ohne genügend Schlaf kann Ihr Körper eine Menge Gifte nicht unschädlich machen oder ausscheiden. Die Muskeln heilen nicht richtig, die Gesichtsmuskeln erschlaffen, und kleine Falten und Runzeln beginnen sich zu zeigen. Frische Früchte beschränken den Schaden auf ein Minimum; darum müssen sie Ihre bevorzugte Nahrung sein – während Ihrer Nächte voll Musik, Tanz und Erotik und an den Tagen danach. Lesen Sie auch das Buch von *Dr. Edwin Flatto* »Aktiv l(i)eben in jedem Alter«, das viele Trainingsempfehlungen gibt.

Sonnenbaden und Bräunungslampen können gefährlich sein

Die ultravioletten Strahlen der Sonne und der UV-Lampen fügen Ihrer zarten Haut oft irreparablen Schaden zu. Die Folge ist oft eine trockene, faltige Haut, die Sie älter aussehen läßt. In Kalifornien hat sich seit Jahren der gesunde Menschenverstand durchgesetzt. Schwimmbäder und Strände sind bis etwa fünf Uhr nachmittags verlassen. Dann weicht die grelle Mittagssonne einer kühlen Brise. Oh, ich weiß – Sie sind ganz wild auf eine sonnengebräunte Haut, weil sie an den Urlaub erinnert und andere neidisch macht. Aber das ist kein Grund, die Selbstbeherrschung zu verlieren. Sie wollen doch so lange wie möglich attraktiv bleiben, oder? Nun, dann denken Sie gut über folgende Punkte nach:

– Wolken sind für UV-Strahlen kein Hindernis. Sie können sich also auch unter bewölktem Himmel einen schweren Sonnenbrand holen.

– Wenn Sie sich in die Sonne legen, sobald Sie Ihr Urlaubsziel erreicht haben, verleiden Sie sich Ihren restlichen Aufenthalt mit Sonnenbrand, Schwäche, Übelkeit und so weiter. Auch wenn es Ihnen lächerlich erscheint – setzen Sie sich am ersten Tag nicht länger als zehn Minuten der Sonne aus. Schlendern Sie während dieser Zeit am Strand oder im Schwimmbad umher, damit der Körper von allen Seiten der Sonne ausgesetzt ist.

- Meiden Sie die Mittagssonne zwischen elf Uhr morgens und drei Uhr nachmittags. Sie kann die Haut regelrecht verbrennen.
- Sonnenmilch schützt die Haut vor Sonnenbrand; aber sie verzögert die Bräunung. Je nach dem Lichtschutzfaktor, den Sie ausgewählt haben, müssen Sie sich nach dreißig Minuten, nach einer Stunde oder nach zwei Stunden neu einreiben. Trotz dieses Aufwandes dauert es länger, bis Sie braun sind, als wenn Sie der natürlichen Bräunungsmethode folgen.

Der schnellste Weg zur Bräune besteht nämlich darin, daß Sie am ersten Tag höchstens zehn Minuten und am zweiten Tag nicht länger als zwanzig Minuten sonnenbaden. Die Umgebung zu erforschen ist ohnehin interessanter als das Braten in der Sonne, das Sie nur schlapp macht. Am dritten Tag können Sie gleich nach dem Frühstück fünfzehn Minuten in der Sonne verbringen. Dann ziehen Sie sich wieder an und machen den nächsten Ausflug. Am Spätnachmittag können Sie noch einmal eine Viertelstunde lang sonnenbaden. Am vierten Tag ist zweimaliges »Rösten« von je zwanzig Minuten Dauer erlaubt. Am fünften Tag können Sie zweimal eine halbe Stunde lang in der Sonne liegen, am sechsten Tag solange Ihr Herz es begehrt (nur nicht zwischen 11.00 und 15.00 Uhr). Ihre Angehörigen und Freunde, die nicht dieser Methode folgen, werden Sie zunächst für verrückt halten. Aber eines garantiere ich Ihnen: Am Ende des Urlaubs werden Sie und nur Sie die schönste und dauerhafteste Bräune haben!

Exotische Früchte und ultraviolette Strahlen haben etwas gemeinsam: Beide regen die Nebennieren an, das sehr aktive Hormon Kortisol zu produzieren. Wundern Sie sich also nicht, wenn Sie während einer Massage im Urlaub einen verlockenden kirschroten Schmollmund an Ihren Höhlenmenschenmund heranziehen – die Sonne ist daran schuld. Aber es ist auch aufregend zu wissen, daß exotische Früchte Ihnen zu einem neuen Leben verhelfen können – zu funkelnden Nächten, Herzklopfen, romantischen Affären und reizvollen Abenteuern. Das hat seine Gründe.

»Früchte machen potent«

So lautet die zugkräftige Überschrift eines Artikels, den das britische Werbebüro für Obst und Gemüse veröffentlicht hat. Darin heißt es, Früchte hätten eine äußerst günstige Wirkung auf das Liebes- und Sexleben. Für mich als Früchteesser ist das nicht neu; ich habe das schon vor etlichen Jahren entdeckt, als ich mich auf eine Kost umstellte, die hauptsächlich aus Früchten besteht. Wer aber bisher nur gelegentlich Obst gegessen hat, kann mit seiner Hilfe die erotische Seite seines Partners oder seiner Partnerin kennenlernen. Als Früchteesser können Sie ein erregendes, ungemein befriedigendes Sexualleben führen, voller Romantik und mit Orgasmen, von denen Sie immer geträumt haben und deren Häufigkeit, Dauer und Intensität Sie schier zur Verzweiflung treiben werden.

Wie ist das alles zu erklären? Die Ursache dafür sind Ihre Fitneß und Ihre Ernährung. Beide können Sie auf den Gipfel der Romantik emportragen. Vor allem energiereiche Nahrung – also frische Früchte – stärken Ihre Liebesgefühle und Ihre Empfänglichkeit für die Liebe. Das ist leicht zu verstehen; denn Sie werden von der Lebensenergie der frischen Nahrung überschwemmt. Was können die Zellen anders tun, als in dieser Flut von Enzymen, Vitaminen, Mineralien und Spurenelementen zu schwelgen, die Sie so leistungsfähig (und potent) machen wie nie zuvor? Die Folge ist, daß die Kondition jeder Körperzelle, von den Zehennägeln bis zu den Haaren auf dem Kopf, Energie, Schönheit und Kraft ausstrahlen – als Beweis für Ihre wiedergewonnene Vitalität.

Diese Kost bewirkt mit ihren energiespendenden Nährstoffen, daß die Spermienproduktion sich beträchtlich erhöht. Noch erstaunlicher ist, daß selbst fünfzigjährige Männer, die bereits ganz oder weitgehend impotent waren, sich zu ihrer großen Überraschung einer fast jugendlichen Potenz erfreuen dürfen. Gibt es etwas Erfreulicheres? Mit der Heilkraft Ihrer Ernährung verfügen Sie über die wirksamste Waffe der medizinischen Wissenschaft. Sie werden sich nicht nur gesünder und stärker fühlen, sondern auch Ihr Geschlechtsleben von Grund auf erneuern. Anhänger der natürlichen Gesundheitslehre weisen immer wieder darauf hin, daß frische Früchte einen müden alten Menschen wieder jung machen können. Dafür ist hauptsächlich die erhöhte Hormonsekretion der Geschlechtsdrüsen verantwortlich.

Die drastischen und erfolgreichen Verjüngungsversuche aller Zeiten bestätigen eine alte Einsicht: Die Potenz ist der Schlüssel zur Lebenslust, zur Gesundheit und zum langen Leben. Ist es dann noch ein Wunder, daß frische Früchte Ihnen eine Welt des erotischen, sinnlichen Glücks eröffnen, von der Sie nie genug bekommen werden?

SonnenKost macht Frauen sexuell aktiver

Das liegt vor allem an der enormen Kraft des Vitamin C und des Beta-Karotins. Beide Vitamine revitalisieren den Menstruationszyklus so sehr, daß die Blutungen bei Frauen, die sich von SonnenKost ernähren, praktisch aufhören. Dann befinden sich das gesamte Nervensystem und die Seele im Gleichgewicht. Kopfschmerzen, Krämpfe, Übelkeit, Schwäche und abnorme Müdigkeit gehören der Vergangenheit an. Und die neue Kraft wird in Form von »romantischer Energie« freigesetzt. Worauf warten Sie also noch?

Als Frau können Sie sexy aussehen, wenn Sie Haare, Haut, Augen und Nägel mit der besten Nahrung versorgen, die es gibt, nämlich mit frischem Obst, Salaten und Gemüse. Sie werden hübscher, erotischer und strahlender sein.

- Ihre Haut spiegelt Ihren inneren chemischen Zustand wider. Wenn Sie Fett, konzentriertes Eiweiß und Zucker essen, ist oft eine fettige Aknehaut die Folge. Um dies zu verhindern, müssen Sie Vitamine und Mineralien zu sich nehmen. Dadurch verhindern Sie auch eine vorzeitige Alterung der Haut. Obst, Salate und Gemüse sind reich an Vitamin C und daher von entscheidender Bedeutung, wenn Sie Ihre Haut weich und glatt erhalten wollen. Wenn Sie lebendige Nahrung essen, bleibt die Haut lange elastisch, und Sie sind vor frühen Falten, Runzeln und Linien geschützt.

- Das Haar ist ein kostbarer Besitz und oft ein Blickfänger. Darum muß eine Frau ihr Haar mit größter Sorgfalt pflegen. Seien Sie nett zu Ihrem Haar, und geben Sie ihm die richtige Nahrung, die es mit Vitaminen und Mineralien so reichlich versorgt, daß es voller, schöner und kräftiger wird. Wenn Sie langes Haar haben, dauert diese Pflege drei bis fünf Jahre. Und vergessen Sie nicht, daß Salz, Zucker und Fett die größten Feinde Ihres verjüngten Haares sind und daß sie alle Ihre Bemühungen zunichte machen können. Lesen Sie hierzu auch die Bücher von *Dr. Paul C. Bragg* »Schöne gesunde Haare« und von *George Michael* »Haargeheimnisse«.
- Sehen Ihre Augen müde, trüb, matt und leblos aus? Das ändert sich schnell, wenn Sie Ihre Ernährung umstellen. Sobald Sie die Augen mit Beta-Karotin, Vitamin B und Vitamin C überschwemmen, werden sie strahlender als durch die teuerste kosmetische Behandlung. Glänzende, lebendige, leuchtende Augen sind eine mächtige Waffe, mit der Sie verführen können. Es ist faszinierend, in diese magischen Augen zu schauen. Eine strahlende, rosige Zukunft voller Liebe, Wärme und Romantik steht Ihnen bevor. Ihr mit Vitaminen und Mineralien wohlversorgter Körper schreit schon danach ...

Ein sinnlicher Schönheitstrank

Dieser Cocktail ist das am häufigsten probierte und getestete, energiereichste und nahrhafteste Getränk, das es gibt. Es überschwemmt Sie mit Beta-Karotin, mit den Vitaminen des B-Komplexes, mit Vitamin C und mit den Mineralien Zink und Kalzium – alle diese Nährstoffe brauchen Sie, um schöne Haare und Nägel zu bekommen. Dieser Cocktail macht Sie nicht nur schöner, sondern gibt auch Ihrer Haut eine neue, frische Farbe; denn er versorgt Sie überreichlich mit pflanzlichen Fetten, die Sie für die Liebe empfänglicher machen.

1 Teil frisch gepreßter Karottensaft
½ bis 1 Teil frisch gepreßter Fenchel- oder Selleriesaft
⅙ Teil frisch gepreßter Brennessel-, Endivien- oder Kohlsaft

Mischen Sie alle Säfte. Streuen Sie ein wenig Paprikapulver, frisch gemahlenen Pfeffer oder Kümmel hinein, wenn Sie möchten. Gießen Sie das fertige Getränk in zwei Gläser, und genießen Sie das erhebende, feurige Gefühl in den Adern zu zweit.

Manchmal ist dieser Gemüsecocktail etwas bitter; aber davon sollten Sie sich nicht abschrecken lassen. Er ist reich an Pflanzenhormonen, und genau darum geht es.

Was haben Geschlechtshormone mit der Potenz zu tun?

Je mehr Geschlechtshormone Sie haben, desto vitaler, potenter und lebenslustiger sind Sie. In den Wechseljahren haben Sie kaum Schwierigkeiten, und Ihr Geschlechtstrieb ist stärker als bei den meisten Männern. Der Körper kann Sexualhormone aus den Sterinen herstellen, die in Früchten, Salaten und Gemüsen ebenso vorkommen wie im Organismus. Aber die beste Quelle für Sexualhormone ist die Nahrung. SonnenKost versorgt den Körper reichlich mit Hormonen und schützt dadurch vor Prostatavergrößerung. Wenn diese Drüsen bereits vergrößert sind, verbessern Pflanzenhormone die Blasenfunktion. Forscher wie *Dohm, Poll* und andere haben untersucht, wie viele Geschlechtshormone in verschiedenen Gemüsearten und Pflanzen enthalten sind. Sie stellten fest, daß alle Knollen- und Wurzelgemüse, vor allem Knollensellerie, reich an diesen Hormonen sind. In folgenden Gemüsearten sind Sexualhormone ebenfalls reichlich enthalten: Blumenkohl, Artischocken, Spargel, Gurken, Zucchini, Auberginen, Okra, Paprika, Pfefferschoten, Tomaten.

Die meisten Sexualhormone enthalten Brennesselsamen, die nach den Erfahrungen der Naturheilkunde seit undenklichen Zeiten – schon vor der Entdeckung der Hormone – verwendet werden, um Sterilität bei Männern und Frauen zu behandeln. Sie enthalten nicht weniger als vierzehntausend Einheiten Östrogen pro Pfund (Schweineschmalz enthält nur viereinhalb Einheiten)! Was Früchte betrifft, so sind Beeren und Exoten die Spitzenreiter; aber alle anderen Früchte enthalten ebenfalls Hormone in beträchtlichen Mengen.

Diese Pflanzenhormone machen Sie jung, vital und lebensfroh. Vielleicht erfahren Sie dann, was die Leute meinen, wenn sie vom »Lächeln am Tag danach« sprechen. Wenn Sie das noch nicht erlebt haben, stehen Ihre Chancen jetzt gut. Und wenn Sie dieses Lächeln Tag für Tag auf den Lippen tragen möchten, habe ich einige Tips für Sie:

- Trinken Sie mindestens zweimal am Tag frischen Frucht- oder Gemüsesaft. Seien Sie nicht knauserig damit; denn je mehr lebenspendende Substanzen Sie mit der Nahrung aufnehmen, desto größer ist Ihre Hormonproduktion.
- Essen Sie mindestens 1 kg frisches Obst am Tag (vor allem Bananen, Papayas, Pfirsiche und Aprikosen).
- Essen Sie abends mindestens 200 Gramm Salat und/oder Gemüse. Es versorgt Sie mit den Substanzen, die Sie sinnlich machen und Ihnen Schauer den Rücken hinauf- und hinunterjagen. Wenn Sie Anregung brauchen, essen Sie heiße Suppen. Sie sind hervorragend dazu geeignet, Ihre Beziehung heißer, würziger, aromatischer und pikanter zu machen.

Hier eine Auswahl einiger Tips!

Consommé Napoléon

Die beste Suppe, um lange, kalte Nächte mit warmer Liebe zu erfüllen ...

150 g Karotten
150 g Sellerie
4 Scheiben Kürbis, in Würfel geschnitten
200 g Kartoffeln
2 Lorbeerblätter
½ Liter Wasser
ein wenig Kerbel
frisch gemahlener schwarzer Pfeffer
Paprikapulver
2 Thymianzweige
2 Petersilienzweige
Brunnenkresse

Geben Sie Karotten, Sellerie, Kürbis, Kartoffeln und Lorbeerblätter ins Wasser, und lassen Sie es etwa 20 Minuten lang kochen. Dann streuen Sie Kerbel, schwarzen Pfeffer, Paprika, Thymian, Petersilie und Kresse hinein. Nehmen Sie die Lorbeerblätter heraus, und mischen oder mixen Sie das Ganze gründlich.

Zünden Sie vor dem Servieren ein paar Kerzen an, und schalten Sie das Licht aus. Das ist der ideale Beginn eines romantischen Abends. Sie können den Consommé mit Brot, gebratenen Pilzen und grünen Bohnen servieren und so eine vollständige Mahlzeit daraus machen.

Patricks wilde Nesselsuppe

Dieser Suppe, dem Inbegriff des sinnlichen kulinarischen Genusses, wird es gewiß gelingen, in Ihnen und in Ihrem Partner die Leidenschaft zu wecken.

1 Pfund Brennesseln
3 Kartoffeln
1 Zwiebel
2 Karotten
100 g Knollensellerie
½ Liter Wasser
schwarzer Pfeffer
Muskat
Oregano
Basilikum
Thymian
Sahne ohne Zucker

Pflücken Sie die Brennesseln vom April an, solange sie noch jung und wirkstoffreich sind. Aber tragen Sie Handschuhe, wenn Sie die Pflanzen pflücken und waschen, damit Sie nicht zu früh vor Verlangen brennen. Reißen Sie die hormonreichen Blätter von den Stengeln ab. Schneiden Sie Kartoffeln, Zwiebel, Karotten, Sellerie und Lauch in kleine Stücke. Geben Sie alles ins Wasser zu den Brennesseln, bringen Sie die Suppe zum Kochen, und lassen Sie sie zwanzig Minuten lang simmern. Geben Sie dann Petersilie, schwarzen Pfeffer, Muskat, Oregano, Basilikum und Thymian dazu. Pürieren Sie die Suppe mit dem Mixer. Kurz vor dem Servieren rühren Sie ein wenig Sahne hinein. Zusammen mit Reis, Maiskolben, Brokkoli, grünen Bohnen und Spargel bildet diese Suppe eine vollständige, hormonreiche Mahlzeit.

Früchte als Aphrodisiaka

Neuere Forschungen belegen, daß Beta-Endorphine, deren chemische Struktur dem Opium ähnelt, eine wichtige Rolle beim Entstehen des sexuellen Verlangens spielen. Da frische Früchte reich an Vitaminen und Mineralien sind, regen sie die Endorphinproduktion an – und Sie spüren, wie die sexuelle Energie durch den ganzen Körper fließt.

Wie im Traum werden Sie eine Empfindung nach der anderen verspüren – Empfindungen, die Sie bisher nicht für möglich gehalten haben. Und das ist kein Wunder; denn die zirkulierende Flut von Beta-Endorphinen hat die Nervenzellen und Eingeweide, die Drüsen, die Haut, die Zunge und die Seele für die Liebe extrem empfänglich gemacht.

Das Beta-Karotin stimuliert auch das limbische System, jenen Teil des Gehirns, in dem sich unter anderem das Sexualzentrum befindet. Aprikosen, Mandarinen, Papayas, Mangos, Orangen und Holunderbeeren fließen von Beta-Karotin über. Mit Unterstützung der B-Vitamine wandelt Beta-Karotin das Blutcholesterin in Sexualhormone um. Reichlich Vitamin B finden Sie in Erdbeeren, Himbeeren und Passionsfrüchten. Wundern Sie sich noch darüber, daß Ihre Kondition nach einem exotischen Fruchtsalat so hervorragend ist?

Frische Früchte regen den Körper an, sein eigenes Cholesterin zu erzeugen und es in Geschlechtshormone umzuwandeln. Wenn Sie häufig Obst essen, regen Sie das Gehirn und die Nerven, besonders aber das limbische System an; denn das Obst enthält reichlich Vitamine und Mineralien sowie hochwertigen, leicht verwertbaren Zucker.

Sie können also das limbische System verjüngen, wenn Sie Beta-Karotin und B-Vitamine in großen Mengen zu sich nehmen. Wenn

Sie rohe, frische Früchte essen, bleiben Enzyme, Vitamine, Mineralien und andere Substanzen unversehrt. Darum ist Obst Ihre bevorzugte Nahrung für romantische Abenteuer. Einerlei, wo Sie in der Welt leben – Früchte stärken Ihre Leistung, Ihr Verlangen und Ihre Gefühle.

Alles verbessert sich qualitativ und quantitativ, wenn Sie eine Obstkur machen. Essen Sie täglich einheimische Früchte, und reichern Sie das Menü mit Exoten an, um Ihr Sexualleben anzuregen. Sinnliche Nächte, die Ihren Körper und Ihren Geist ins Land der Ekstase führen, vermitteln Ihnen ein Gefühl der Ganzheit. Sie genießen Ihren neugeborenen Körper, den die Kraft der exotischen Früchte und Gemüse vorantreibt.

Die natürlichen Aphrodisiaka in frischen exotischen Fruchtsäften wirken Wunder. Mangos, Cherimoyas, Guaven und Granatäpfel sind nur einige der zahlreichen Anregungsmittel für Ihren supersinnlichen Körper. Das Sexualzentrum Ihres Gehirns gerät unter dem Einfluß exotischer Substanzen geradezu aus dem Häuschen. Es läßt das Herz schneller schlagen und den Blutdruck steigen; es erhöht die Atemfrequenz, stimuliert die Geschlechtsdrüsen und erhöht den Muskeltonus – kurz gesagt, Ihr Körper gerät in Höchstform. Die Macht der Hormonflut kann nicht einmal in Megatonnen gemessen werden. Zum Glück richtet sie keinen Schaden an, sondern schickt Sie auf eine gewagte Reise zurück in den Zustand der Wildheit, so wie Erdbeben und Vulkanausbrüche ganze Kontinente erschüttern. Diese Ekstase, ausgelöst von den entfesselten Gewalten der Vitamine und Mineralien in den exotischen Früchten, versetzt Sie derart in erotische Verzückung und Verwirrung, daß die Sexualzentren ihre Energie in einer gewaltigen Eruption entladen.

Sie können diese Verzückung erleben, wenn Sie sich mit SonnenKost jung, sportlich und leistungsfähig erhalten. Früchte, Salate und Gemüse enthalten natürliche Vitamine und Mineralien in großen Mengen und sind deshalb äußerst wichtig, wenn es darum geht, Ihren Körper in Hochform zu bringen, neue Zellen zu bilden, die Spermaproduktion zu erhöhen, die Menstruation loszuwerden, das Hormongleichgewicht herzustellen und Sie für den Kampf gegen Streß, Krankheit und Verspannungen zu wappnen.

Doch ein Apfel und eine Orange helfen nur wenig, und sie nützen gar nichts, wenn Sie ansonsten nur Schokolade, Pommes frites, Schlagsahne, Zucker und Fleisch verspeisen. Wenn Sie in Bestform kommen wollen, müssen Sie sich so natürlich wie möglich ernähren, also hauptsächlich von Obst, Salaten und Gemüse. Auf diese Weise aktivieren Sie die sinnlichen Funktionen Ihres Gehirns und können sich Ihres Erfolges gewiß sein.

Mit meinem Ernährungsprogramm können Sie Ihre »Siege« auf doppelte Weise vorbereiten: Indem Sie die Grenzen Ihrer körperlichen Leistungsfähigkeit erweitern, vergrößern Sie auch Ihre sexuelle Potenz beträchtlich; und die größere sexuelle Aktivität, von exotischen Früchtecocktails ausgelöst, verbessert Ihre sportliche Kondition. Sex und Sport erhöhen den Muskeltonus und damit das gesamte physische Leistungsvermögen. Mehr Ausdauer auf dem Tennisplatz dank harten Trainings und vor allem dank der richtigen Ernährung bedeutet mehr Ausdauer und Romantik in der Nacht – und umgekehrt.

Worauf warten Sie also noch? Dämpfen Sie das Licht, legen Sie eine romantische Platte auf, schmücken Sie den Tisch mit Blumen und Kerzen, und beginnen Sie, Ihr neues, interessanteres, sinnlicheres Selbst zu entdecken ...

Über den Autor

Patrick Geryl wurde am 3. Januar 1955 geboren. In seiner Jugend war er häufig krank. Er mußte sich einer Blinddarmoperation unterziehen, und seine Rachenmandeln wurden entfernt. Außerdem litt er immer wieder an Nebenhöhlenentzündungen. Sein Vater starb bereits im Alter von 57 Jahren an Herzversagen. Dies war für den 14jährigen *Patrick* der Anlaß, künftig auf den Verzehr von Fabrikzucker zu verzichten. Nachdem er *Dr. Sheltons* Buch *Food Combining Made Easy* gelesen hatte, entschloß er sich im Alter von 22 Jahren, nach der natürlichen Gesundheitslehre (Natural Hygiene) zu leben. Seitdem hat er kein Fleisch, keinen Fisch und keinen Joghurt mehr gegessen. Er ißt nur selten Käse und trinkt keine Milch.

Patrick Geryl ist Chemiker von Beruf. Er hat eine Menge Hobbys. Er zeichnet und malt gern. Darüber hinaus ist er aktiver Sportler. Er schwimmt, spielt Badminton und ist ein begeisterter Läufer, der schon 30 Marathonläufe hinter sich hat und Teilnehmer am 100-Kilometer-Lauf von Flandern war.

Literaturverzeichnis – deutsch

Dr. Paul C. Bragg und *Dr. Patricia Bragg* »Gesundes Herz auch im hohen Alter«

Dr. Paul C. Bragg und *Dr. Patricia Bragg* »Wasser – das größte Gesundheitsgeheimnis«

Dr. Paul C. Bragg »Schöne gesunde Haare«

Harvey Diamond »Unser Herz – unsere Erde«

Marilyn Diamond »Neue Eßkultur mit SonnenKost«

Harvey und *Marilyn Diamond* »Fit für's Leben«, Teil I und II

Dr. Edwin Flatto »Aktiv l(i)eben in jedem Alter«

George Michael »Haargeheimnisse«

Dr. Norman W. Walker »Frische Frucht- und Gemüsesäfte«

Dr. Norman W. Walker »Täglich frische Salate erhalten Ihre Gesundheit«

Zeitschriften

International Journal for Vitamin and Nutrition Research
International Journal of Vitaminology
The Runner
Runner's World
Vitamins and Hormones

Literaturverzeichnis – englisch

Henry Borsook, New York: Jove Publications 1968

Nancy Clark, The Athlete's Kitchen (Die Küche des Sportlers), New York: Bantam Books 1981

Robert Haas, Eat to Win, New York, Rowson Associates 1983

Leslie und *Susannah Kenton,* Raw Energy (Kraftquelle Rohkost), London: Century Publishing Co. 1984

Ursula Lecordier, The High-Sexuality Diet (Diät für mehr sexuelle Spannkraft), London: Arrow Books 1984

John B. Lust, About Raw Juices (Über rohe Säfte), London: Thorsons Publishers 1962

Leonard Mervyn, The Dictionary of Vitamins (Das Wörterbuch der Vitamine), London: Thorsons Publishers 1984

Carl C. Pfeiffer, Zinc and Other Micro-Nutrients (Zink und andere Mikronährstoffe), New Canaan: Keats Publishing 1978

Rodale, Emmans, The Complete Book of Vitamins (Das vollständige Buch der Vitamine), New York: Rodale Press 1979

Herbert M. Shelton, Food Combining ... made Easy (Nahrungsmittelkombination leicht gemacht), San Antonio: Dr. Shelton's Health School 1976

Wilfried E. Shute, The Complete, Updated Vitamin E Book (Das vollständige, auf den neusten Stand gebrachte Buch vom Vitamin E), New Canaan: Keats Publishing 1975

T. G. Taylor (Hrg.), The Importance of Vitamins to Human Health (Die Bedeutung der Vitamine für die Gesundheit des Menschen), Lancaster: MTP Press 1979

Visionen der Pioniere

Dr. Max Gerson

von *Charles W. Moore*

»Bleibe der Natur nahe, und die ewigen Gesetze werden dich beschützen.«

Dr. med. Max Gerson

Max Gerson wurde am 18. Oktober 1881 in eine Familie von Saatguthändlern in Wongrowitz (damals deutsch, heute polnisch) hineingeboren. Er war das dritte Kind einer neunköpfigen Familie. *Max* interessierte sich schon in jungen Jahren für die Wissenschaft, und obwohl die Schule ihn langweilte, machte er im Alter von neunzehn Jahren als eine Art mathematisches Wunderkind seine Abschlußprüfung. Obgleich Freunde ihn beschworen, sich dem Studium der höheren Mathematik zu widmen, entschied er sich für die Medizin. Er studierte an einigen der besten Universitäten Deutschlands und hielt sich teilweise selbst über Wasser, indem er nachts Musikkritiken schrieb.

Nach dem medizinischen Examen verbrachte er den ersten Teil seiner Laufbahn in Berlin. Da ihn immer wieder Migräneanfälle plagten, die ihn zuweilen tagelang arbeitsunfähig machten, mußte er in einem abgedunkelten Zimmer leben und gegen Schmerzen und Übelkeit ankämpfen. Die Schulmedizin konnte ihm nicht helfen; denn Migräne galt als »unheilbar«.

Im Jahre 1910 entdeckte *Gerson* ein Buch eines italienischen Arztes, der bei Migräne Ernährungstherapien empfahl. Sowohl Milchdiäten als auch Obst-Gemüse-Diäten wurden vorgestellt. Die Milchkur erwies sich als unwirksam; doch die Diät mit frischem Obst und Gemüse half.

Während des ersten Weltkrieges diente *Gerson* der Wehrmacht als Sanitätsoffizier. Im Jahre 1916 heiratete er *Margaret Hope,* mit der er drei Töchter hatte – *Johanna, Gertrude* und *Charlotte.* Nach

Kriegsende wurde *Gerson* Internist und Neurologe, und er verordnete seinen Patienten die Diät, die ihm so sehr geholfen hatte. 1920 berichtete einer seiner Patienten, nicht nur seine Migräne sei verschwunden, sondern auch sein Lupus (eine Hauttuberkulose). *Gerson* war zunächst skeptisch. Er bezweifelte, daß die Migränediät auch andere Krankheiten heilen konnte – schon gar nicht den unheilbaren Lupus. Aber der Mann bestand darauf, und in der Tat besserten sich seine Hautschäden sichtbar. Er empfahl *Dr. Gerson* weiter, und nachdem auch andere Lupuspatienten von ihrem Leiden genesen waren, begann *Gerson* seine revolutionären Theorien von der Ernährung als Schlüssel zu Krankheit und Gesundheit zu formulieren.

Dr. Ferdinand Sauerbruch, Deutschlands führender Tuberkulosespezialist, wurde auf *Gersons* Erfolge bei der Lupustherapie aufmerksam, und er arrangierte einen Test mit 450 »unheilbaren« Lupuspatienten. Bis auf vier Ausnahmen genasen alle Versuchsteilnehmer (99 %), die nach *Gersons* Diät lebten. Statt nun von seinen Berufskollegen gelobt zu werden, wurde *Gerson* vom deutschen medizinischen Establishment vor Gericht zitiert, weil er die Grenzen seines Fachgebietes – der inneren Medizin und der Neurologie – überschritten habe. Er wurde jedoch mit der vernünftigen Begründung freigesprochen, daß er Lupuskranke heile, während seine Gegner dazu, wie sie selbst einräumten, nicht imstande seien. Nach dem Prozeß ließ *Gerson* sich als praktischer Arzt nieder.

Im Jahre 1928 feierte er mit seiner Ernährungstherapie in aller Stille erste Erfolge bei der Behandlung von Krebspatienten. Er befürchtete neuen Hader mit der Schulmedizin, erkannte aber schließlich, daß er moralisch verpflichtet war, seine Heilverfahren anzuwenden und zu lehren, wann immer sie sich als wirksam erwiesen. *»Alles andere wäre ein Verbrechen«,* schrieb er später.

Als *Dr. Gerson* begann, Lungentuberkulose mit seiner Diät zu behandeln, erregte sich sein ehemaliger Mentor *Sauerbruch* darüber, daß er damit in sein Fachgebiet einbrach. Dennoch setzte *Gerson* seine Forschungen von 1930 bis 1933 fort. *Albert Schweitzers* Frau *Helene* war eine der vielen Tbc-Patienten, die durch *Gersons* Therapie geheilt wurden, und später behandelte *Gerson* auch

Albert Schweitzers Diabetes erfolgreich. Doch die politischen und sozialen Wirren sowie der Aufstieg *Hitlers* hinderten *Gerson* daran, seine Forschungsergebnisse zu veröffentlichen, und machten ihm die Fortsetzung seiner Arbeit unmöglich.

Im April 1933 verließ *Gerson* Deutschland und zog nach Wien. Seine Frau und seine Töchter ließ er unverzüglich nachkommen. Er bot auch anderen Angehörigen finanzielle Hilfe beim Unzug an; doch sie weigerten sich und kamen schließlich in Konzentrationslagern ums Leben.

Nachdem *Gerson* in Österreich und Frankreich praktiziert hatte, emigrierte er nach den USA, wo er 1938 das medizinische Examen des Staates New York bestand. Sein Ruf war ihm vorausgeeilt, und es mangelte ihm nicht an Patienten. Aber sobald die amerikanische Ärztegesellschaft (AMA) von seinen unorthodoxen Methoden erfuhr, setzten die alten, wohlbekannten Mechanismen der Belästigung und Verfolgung ein. Von da an ließen ihn seine Feinde nie mehr in Ruhe.

Norman Fritz, der leitende Vizepräsident des *Gerson*-Instituts und Herausgeber seines Mitteilungsblattes Healing (Heilung), hat eine traurige Liste der Schikanen zusammengestellt, die *Max Gerson* durch die AMA und ihre Helfershelfer – *Fritz* nennt sie »schulmedizinische Fortschrittsgegner« – erdulden mußte. Trotz *Gersons* bemerkenswerter Erfolge bei der Behandlung »hoffnungsloser Fälle« von Krebs und anderen schweren Krankheiten mit seiner Ernährungstherapie weigerte die AMA sich entschieden, auch nur einen seiner sorgfältig dokumentierten Forschungsberichte oder Fallstudien zu veröffentlichen. AMA-Mitglieder (also nahezu der gesamte Berufsstand) drohten Laboratorien und Kliniken mit Boykott, wenn sie Aufträge von *Gerson* annahmen oder ihm Privilegien einräumten. Junge Ärzte, die bei *Gerson* studieren und seine Methoden erlernen wollten, schüchterte die AMA ein und drohte ihnen ebenfalls mit Boykottmaßnahmen für den Fall, daß sie sich mit dem »Abtrünnigen« einließen.

Man verbreitete gerüchteweise, *Gersons* Honorare seien hundert- oder tausendmal höher, als sie tatsächlich waren. Mit dubiosen Begründungen »überprüfte« ihn der New Yorker Ärzteverband fünfmal. Ein beliebter Talk-Show-Moderator, »Long« *John Nebel,* wurde entlassen – einen Tag nachdem er *Gerson* als Gast in seiner Show empfangen hatte. Offenbar war die AMA wütend über diesen Affront gegen ihre Autoriät gewesen und hatte Druck auf die Rundfunkgesellschaft ausgeübt. Die AMA setzte auch durch, daß sich *Gerson* nicht gegen sein Berufsrisiko versichern konnte; doch obwohl er Tausende von Schwerkranken behandelte, von denen viele starben, gelang es nie, ihn wegen eines »Kunstfehlers« anzuklagen.

Fritz berichtet, einige der besten Fallgeschichten *Dr. Gersons* seien auf unerklärliche Weise »verschwunden«. Ein noch härterer Schlag war es, als im Jahre 1956 das fast vollendete Manuskript seines Buches gestohlen wurde. Im Alter von fünfundsiebzig Jahren und trotz nachlassender Gesundheit arbeitete *Gerson* verbissen daran, das Buch neu zu schreiben. Es erschien endlich im Jahre 1958 unter dem Titel: »A Cancer Theraphy – Results of 50 Cases« (Eine Krebstherapie – Ergebnisse aus 50 Fällen). Leider konnte *Max Gerson* sein zweites Buch nie vollenden; denn er starb am 8. März 1959 an chronischer Lungenentzündung. Er war 78 Jahre alt geworden.

Dr. Gersons Arbeit wird von den *Gerson*-Instituten in Kalifornien und Mexiko fortgesetzt. Präsidentin ist *Charlotte Gerson,* die jüngste Tochter des Arztes. Die Möglichkeiten des amerikanischen Instituts sind darauf beschränkt, Unterrichts- und Informationsmaterial herauszugeben – denn in den Vereinigten Staaten wurden (auf Veranlassung der AMA) diskriminierende Gesetze gegen alternative Heilverfahren erlassen. Das Institut kämpft im Rahmen der bestehenden Gesetze weiter für eine gesetzlich verankerte »Freiheit zu heilen«, die legale Hemmnisse gegen unschädliche Behandlungsmethoden beseitigt.

Stichwortverzeichnis

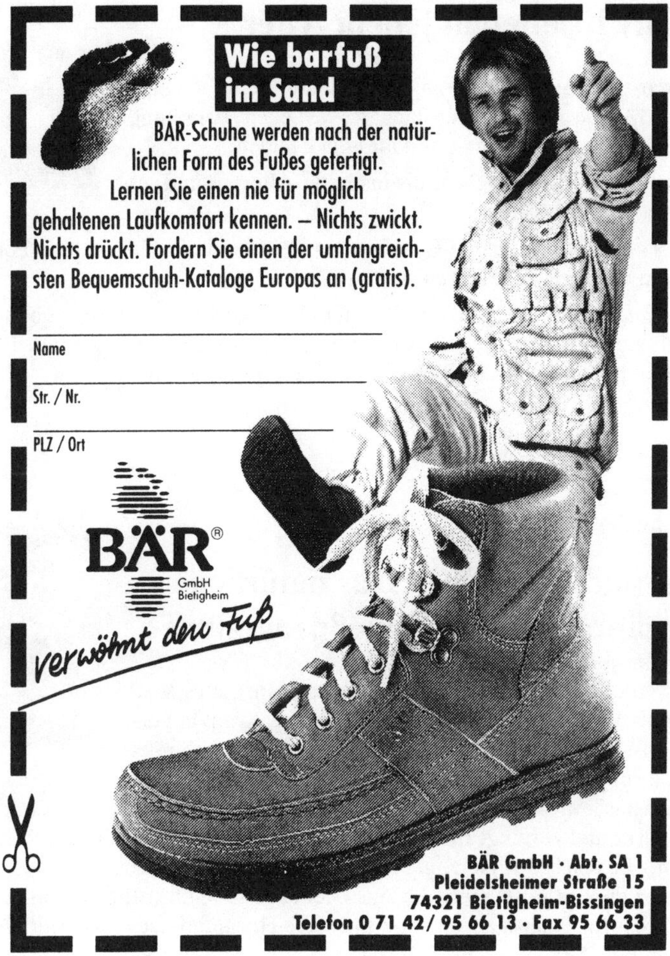
Wie barfuß im Sand
BÄR-Schuhe werden nach der natürlichen Form des Fußes gefertigt. Lernen Sie einen nie für möglich gehaltenen Laufkomfort kennen. – Nichts zwickt. Nichts drückt. Fordern Sie einen der umfangreichsten Bequemschuh-Kataloge Europas an (gratis).
Name
Str. / Nr.
PLZ / Ort
BÄR®
GmbH Bietigheim
verwöhnt den Fuß
BÄR GmbH · Abt. SA 1
Pleidelsheimer Straße 15
74321 Bietigheim-Bissingen
Telefon 0 71 42/ 95 66 13 · Fax 95 66 33

Unsere Buchempfehlungen

Dr. Edwin Flatto

Aktiv l(i)eben in jedem Alter

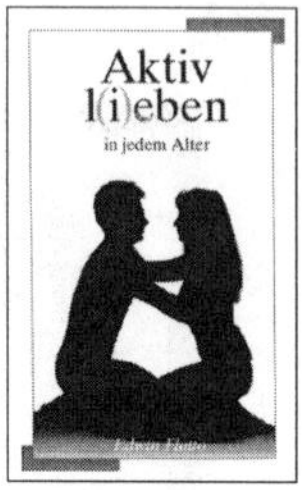

Durch unnatürliche Lebensgewohnheiten berauben sich viele Männer einer lebenslangen, sexuellen Erfüllung, wodurch ihre Gesundheit und ihr Glück leiden.

Zum Glück ist es möglich, bis ins hohe Alter gesund, fit und potent zu bleiben.

Dieses Buch weist auf die Faktoren hin, die zu einer nachlassenden Potenz führen und welche Faktoren sie stärken.

Dr. Flatto zeigt Ihnen, wie Sie durch richtige Ernährung, Körperübungen, seelische Ausgeglichenheit und unter Umständen mit bestimmten Hilfsmitteln potent und fit bleiben oder wieder werden können.

Dr. John Yiamouyiannis

Gesundheit aktiv – Das natürliche Ernährungs- und Fitneßprogramm

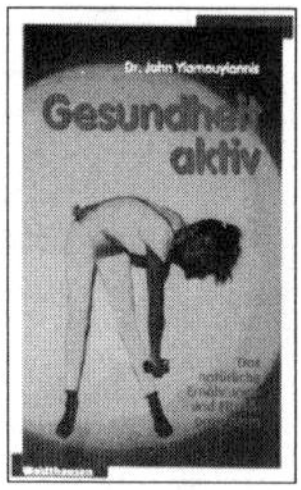

Das revolutionäre Gesundheitsprogramm für gutes Aussehen, Wohlbefinden und ein Leben ohne Krankheiten. Dies ist ein besonderes Gesundheitsbuch. Es verbindet Ernährung, Körpertraining, Umwelt, Schlaf und Psyche zu einem ausgewogenen Gesundheits-Programm, das Ihnen viel zu bieten hat: Es stärkt und verjüngt Ihre Muskeln, Bänder, Sehnen, Gelenke und Knochen – Es macht Ihr Herz und Ihre Lungen stärker und gesünder – Es verbessert die Entgiftung und die Ausscheidung – Es stärkt Ihr Immunsystem – Es regt Ihr Gehirn an – Es stimuliert die Hormondrüsen, den Stoffwechsel und die Sexualität auf natürliche Weise – Es vergrößert Ihre Muskeln und verringert Fettpolster – Es bringt gutes Aussehen und Wohlbefinden.

Waldthausen Verlag · 27718 Ritterhude

Unsere Buchempfehlungen

Dr. Paul C. Bragg

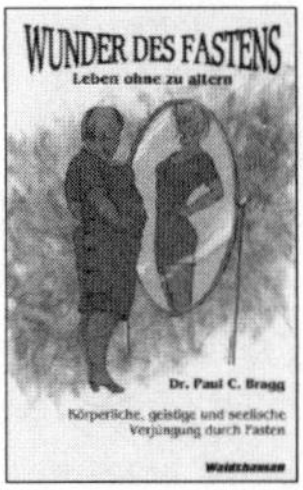

Wunder des Fastens
Leben ohne zu altern

Fasten erhält Ihre »vitalen Kräfte«. Alt zu werden und eine Belastung für sich selbst und andere zu werden, ist die größte Angst der Menschen. Durch Fasten wird vorzeitiges Altern verhindert. Mit dem Wissen über Fasten, das in diesem Buch enthalten ist, können Sie alle Furcht vor Krankheit und vorzeitigem Altern vergessen. Durch regelmäßige 24stündige Fastenkuren erreichen Sie eine ständige Körperreinigung, und mit sieben- bis zehntägigen Fastenkuren können Sie Ablagerungen an Gelenken und Muskeln abbauen. Dieses Buch enthält Anweisungen für kurze und längere Fastenkuren, richtiges Fastenbrechen, Ernährungsratschläge mit Rezepten, Gewichtsabnahme und Gewichtszunahme sowie ausführliche Gesundheitsratschläge von neun Naturärzten, die auch Sie jederzeit kostenlos in Anspruch nehmen können.

Marilyn Diamond

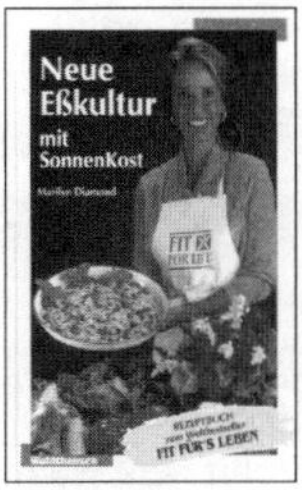

Neue Eßkultur
mit SonnenKost

Nach »Fit für's Leben« I und II werden Sie dieses Rezeptbuch willkommen heißen, das die Ernährungsgrundsätze der »natürlichen Gesundheitslehre« unterstützt, die dem »Fit fürs Leben Programm« zugrunde liegen. Dieses Buch macht es Ihnen leicht, Ihre Ernährung auf SonnenKost umzustellen, denn es enthält auch Rezepte für Übergangskost, so daß Sie sich langsam auf reine SonnenKost umstellen können. Hier finden Sie Rezepte für frische Säfte, Obstsalate, knackige grüne Salate, Suppen, Sandwiches und auch Festtagsmenüs, die obendrein noch Spaß bei der Zubereitung machen. Es werden keine Kalorien mehr gezählt. Mit diesem neuen Eßvergnügen essen Sie natürlich und gesund.

Waldthausen Verlag · 27718 Ritterhude